胎儿期及0~3岁是儿童早期发展的重要阶段

儿童早期发展系列教材 之三

孕产期

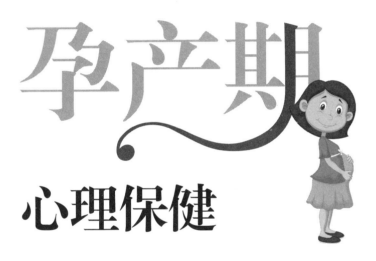

心理保健

主编 赵更力 何燕玲

国家卫生计生委妇幼健康服务司
全国妇幼健康研究会儿童早期发展专业委员会　组织编写

人民卫生出版社

图书在版编目（CIP）数据

孕产期心理保健 / 赵更力，何燕玲主编 . —北京：人民卫生出版社，2014

儿童早期发展系列教材

ISBN 978-7-117-19594-2

Ⅰ. ①孕… Ⅱ. ①赵… ②何… Ⅲ. ①妊娠期 – 心理保健 – 教材 ②产褥期 – 心理保健 – 教材 Ⅳ. ①R715.3

中国版本图书馆 CIP 数据核字（2014）第 183105 号

人卫社官网	www.pmph.com	出版物查询，在线购书
人卫医学网	www.ipmph.com	医学考试辅导，医学数据库服务，医学教育资源，大众健康资讯

儿童早期发展系列教材之三
孕产期心理保健

主　　编：赵更力　何燕玲
出版发行：人民卫生出版社（中继线 010-59780011）
地　　址：北京市朝阳区潘家园南里 19 号
邮　　编：100021
E - mail：pmph @ pmph.com
购书热线：010-59787592　010-59787584　010-65264830
印　　刷：北京铭成印刷有限公司
经　　销：新华书店
开　　本：889×1194　1/32　印张：6.5
字　　数：114 千字
版　　次：2014 年 10 月第 1 版　2014 年 11 月第 1 版第 2 次印刷
标准书号：ISBN 978-7-117-19594-2/R · 19595
定　　价：21.00 元

打击盗版举报电话：010-59787491　E-mail：WQ @ pmph.com
（凡属印装质量问题请与本社市场营销中心联系退换）

编写委员会

顾　　　问	王国强　江　帆
主 任 委 员	张世琨
副主任委员	秦　耕　王巧梅　张伶俐　曹　彬

编　　　委（按姓氏笔画排序）

王兰兰	王惠珊	王惠梅	石　川
朱宗涵	刘兴莲	江　帆	苏　英
苏世萍	杨慧霞	吴　虹	吴颖岚
何守森	何燕玲	张　波	张　悦
范　玲	周　敏	官锐园	赵更力
赵丽云	郝　波	郝树伟	胡佩诚
宫丽敏	贺　静	徐轶群	徐海青
徐晓超	徐震雷	郭素芳	黄小娜
康　东	蒋竞雄	窦　攀	戴耀华
魏玉梅			

写 在前面的话

今天的儿童,明天的世界。

儿童,是家庭的希望,是民族的未来,是国家可持续发展的宝贵资源。我国从人口大国迈向人力资源强国的重要基础在于儿童。儿童健康是人的一生全面发展的基石。关注儿童健康对于提高国民素质、促进经济社会快速发展都具有重要意义。

根据医学定义,孕期及0~3岁为儿童早期。儿童早期发展是指这期间对孩子的生理、心理等全方位的健康发育。儿童早期发展是人的全面发展的重要基础阶段,其影响会延续到成年期,甚至终身。当今,全球人口健康状况正在面临前所未有的挑战,肥胖、心血管疾病、糖尿病、相关代谢疾病都在日趋加剧。目前,中国每年慢病的支出费用已经占全部医疗费用的80%。随着经济发展中国儿童的生长发育也遇到挑战,一些现代病也开始发生在孩子身上,如孩子肥胖或体重超标,影响了孩子日后的发育和健康。多项来自于流行病学、临床和实验室的研究结果不断提示,慢病高发趋势以及人一生的健康成长,根源可能来自生命的最早期。儿童早期培养及健康状况,对人一生的身心发育、个性形成、社会适应能力以及患病的概率等等都有重要的影响关系。进而也就提出了"健康和疾病的发育起源"学说,也即"DOHaD的概念",呼吁人们更多关注人最初的1000天。国际社会都已经把健康的目光投向了儿童早期发展。对儿童的早期投入和干预,促进儿童良好的身心发展,对于开发人力资源,提高国民素质,提高经济和社会效益都具有重要意义。保障和促进儿童早期发展应该成为新时期儿童保健工作的重要任务。让中国的孩子更健康地成长发育是我们责无旁贷的神圣使命。

我国儿童保健工作历经数十年努力,在降低儿童死亡率和发病率,保障儿童生存,提高儿童健康水平方面取得了显著成绩。随着儿童健康需求的不断提高,儿童早期发展将成为新时期儿童保健的重要内容和发展方向。儿童保健工作将更加重视儿童的生长发育,重视儿童成长的环境,重视家庭中父母的养育过程,重视社会对儿童成长的多方面的支持。根据儿童早期发展的策略,儿童保健工作将努力拓展新的服务内容,研究新的适宜技术,发展新的专业和学科。近年各地在儿童早期发展方面做出了积极的探索,积累了宝贵的经验,必将为提高新时期儿童保健工作的学术研究水平、推动儿童早期发展工作加快发展起到重要的作用。

国家卫生计生委党组高度重视儿童早期发展工作。2014年已经把促进儿童早期发展列为全委重点工作任务,并明确责任单位为妇幼健康服务司。为破解"中国儿童早期究竟如何发展"这样一项新的科学命题,妇幼健康服务司着手组织制定儿童早期发展示范基地标准等系列工作,积极探索建立具有国家水平、具有中国特色的儿童早期发展服务模式,促进中国儿童身心健康发展,为中华民族世代繁荣昌盛做出应有的贡献。

为使儿童早期发展工作更加科学规范,妇幼司委托全国妇幼健康研究会一道,组织权威专家,在以往开展儿童早期发展工作经验的基础上,参考国内外的研究成果,编写了这套《儿童早期发展系列教材》。教材内容主要包括"儿童早期发展总论"、"孕产期营养"、"孕产期心理保健"、"家庭养育与家庭

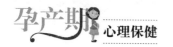
规划"、"婴幼儿营养与体格生长促进"、"儿童心理行为发展与评估"、"促进心理行为发育适宜技术"、"高危儿管理与干预"八个方面,明确了从胎儿期到婴幼儿期儿童早期发展的概念和基本知识,促进儿童早期发展的主要任务和服务内容,以及相关的适宜技术,供各地在儿童早期发展相关培训中使用。

科学促进儿童早期发展是一项新的任务,本教材也是对各地相关工作的总结,凝聚了多位专家和广大妇幼健康工作者的心血和努力,在此一并表示衷心的感谢!

由于时间仓促,经验不足,本教材错误之处在所难免,希望基层工作者在实际应用中批评指正,我们将不断改进完善,为提高中国儿童早期发展科学水平而不懈努力!

张世琨

国家卫生计生委妇幼司司长

2014 年 9 月 5 日

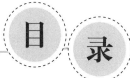

目　录

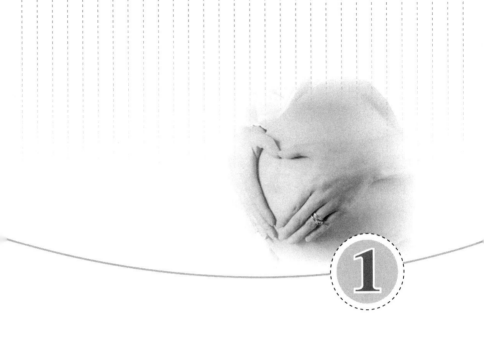

第一章
绪　　论

WHO 早在 20 世纪 40 年代就将良好的心理状态纳入健康的基本定义中，指出"健康不仅为疾病或羸弱之消除，而系体格、精神与社会之完全健康状态"。从 20 世纪 60 年代初，发达国家开始关注孕产期心理健康问题。因为那时发达国家的妊娠分娩已十分安全，孕产妇死亡率已经很低，开始关注妊娠合并症和并发症。从精神病患者产后 1 个月内住院率上升这一现象，临床医师和学者意识到心理问题可能与妊娠、分娩和产后妇女的健康有关。1964 年，Paffenberger 报告了产后精神病的特点和病程。1968 年，Pitt 描述了有些妇女产后有不典型的抑郁表现。1987 年 Cox 等开发了爱丁堡产后抑郁量表（EPOS），这些研究发现极大地激发了研究者，至今已有研究发现焦虑、抑郁多与妊娠、分娩、流产、死胎死产、非意愿妊娠、不孕症、STI/HIV 感染、绝经、子宫阴道脱垂等疾病，以及家庭暴力或性暴力有关。目前，已明确精神疾病的分类与人类生殖有关，并已将精神卫生作为生殖健康的一部分加以关注。2001 年，WHO 报告提出要通过个人、家庭、社区和社会的努力减少精神卫生带来的负担，为了制订有效的预防和治疗策略，首先需要了解孕产妇心理障碍的发病情况和影响因素。

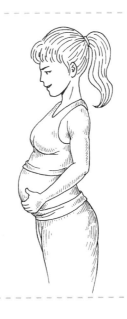

绪　论

一、流行病学的特点

 发病特点

　　女性心理问题的发生率高于男性,尤其在孕产期阶段,例如产后抑郁的发生率是妇女一生中其他任一时期的 3 倍。产后焦虑和强迫症的发病率也比一般人群高。WHO 2012 年发布的一项研究结果显示在中低收入国家孕产妇心理异常(主要是焦虑和抑郁)的平均患病率为孕期 15.6%、产后 19.8%;而在高收入国家孕妇心理异常的患病率为 10%、产后是 13%。前者明显高于后者。国内有研究报道孕期抑郁的发生率为 5%~52%,孕期焦虑的发生率为

10%~30%,产后抑郁的发生率为 10%~25%。至今尚没有代表全国的孕产期心理障碍的发病率和影响因素。大多数研究均来自一家或几家医疗机构的调查。这种发病率差异较大的原因包括:①筛查工具不统一:有使用自评量表如爱丁堡产后抑郁量表(EPDS)、自评抑郁量表(SDS)、自评焦虑量表(SAS)、症状自评量表(SCL-90)等,也有使用他评量表如汉密尔顿抑郁量表(HAMD17)汉密尔顿焦虑量表(HAMA)等。②样本量的差异:有些研究调查对象只选正常孕产妇,但有的包括了孕产期合并症或并发症。而样本量也从几百到几千不等。过少的样本量影响分层后的结果。③调查时间的差异:有些调查不分孕期产时,产后从数天到数月不等。④评定标准不同:如常用的 EPDS,有的选择 9 分,也有选择 13 分。

目前国内外学者认为心理障碍可分为三个层次:①一般心理问题,多由一般的适应问题,如人际、环境变化,社会角色变化或应激事件等引起的持续一段时间的负性情绪,如焦虑、忧伤忧郁、痛苦、愤怒等,如产后郁闷(maternal blue)。孕产妇的心理问题大多属于这一类,一般较轻,经妇产科医师、助产士、心理卫生等专业技术人员的健康教育、心理咨询和治疗,大多数能痊愈康复。②心理障碍包括了人格障碍、神经症性障碍如恐怖症、抑郁症、疑病症、强迫症等,如产后抑郁。这类病人都有自我意识愿意就医。③精神疾病是认识、情感、意志、动作行为等心理活动均出现持久的异常表现,不承认自己有病。三者之间相互关联,相互转化,有时难以明确划分。心理障碍和精神疾病需要精神科专业医师医治。

英国《产前和产后精神卫生:临床管理和服务指南》中提出:①至少有一半的妇女在孕期或分娩后几天或几周内有情绪低落的经历,如哭泣、不知所措、急躁等,多经休息、支持和安慰后大多可消失,即产后郁闷。②如果在孕期低落的情绪持续存在,产前抑郁的诊断可能是恰当的。有15%的孕妇会有情绪低落,如失去兴趣、焦虑、食欲减退、恐惧感、孤独、易怒和荒谬的想法等。③如果从孕期随访到产后,低落情绪持续存在,可以诊断为产后抑郁。产后1年内产后抑郁的发病率为15%~20%。④产褥期精神病是一种急性发作,少见具有以精神抑郁、躁狂或不典型的精神病的特征。在产后妇女中有1‰~2‰的发生率。躁狂的患者会表现出兴奋和高度活动。孕前有精神病史的人在孕期、产时和产后很容易诱发或加重,如精神分裂症和双相障碍,有些妇女会增加对自己或他人的危险。⑤在孕期、产时和产后除了抑郁症的发展外,精神病的发作和复发可能与目前或既往的精神病复发有关,如精神分裂症和双相障碍。⑥虽然产前和产后抑郁有较好的治疗效果,但如果未治疗,可能会持续很多年,有不良的负性影响,不仅影响母亲,也影响其家庭成员,特别是婴幼儿。再次分娩产后抑郁的复发率达30%。

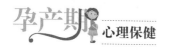

2. 原因和影响因素

到目前为止导致孕产妇心理问题的病因尚未肯定,但研究表明与神经内分泌变化和社会心理因素的影响有关。

(1)生物因素:包括遗传因素和发生在孕期、产时和产后的激素改变。研究发现 5-羟色胺(5-HT)直接或间接地参与人的情绪调节,当 5-HT 浓度降低或活性下降时,可表现出抑郁、失眠、焦虑、性功能障碍、活动减少、不能对付应激等症状,而雌激素可维持多巴胺、5-HT、乙酰胆碱等神经介质的活性,有助于促进积极的情绪、思维、记忆、性欲和增加情绪的稳定性。由于孕激素可以降低雌激素受体的数量,从而可能诱发抑郁情绪。分娩后大多数产妇出现的情绪不稳、易冲动、焦虑、抑郁可能与体内的催乳素水平上升、雌孕激素下降有关。孕产妇有精神病家族史或有孕产期并发症如妊娠期高血压疾病、妊娠期糖尿病、难产、剖宫产、产钳及产后乳头皲裂、乳腺炎、新生儿患病等。对妊娠的消极态度和对分娩的焦虑紧张均易引发孕产期心理问题或异常。既往有不良妊娠结局,如非意愿妊娠、胎停育、自然流产、死胎死产史,也会增加心理问题的发生率。

(2)社会经济文化因素:大多数研究发现社会经济水平低下是影响孕产期心理问题发生的相对危险因素,如没有充足的食物,没有基本的医疗保险,低收入或经济困难,配偶无收入,居住条件拥挤、嘈杂等,但由于经济水平定义或概念的不同,这种影响不是绝对的,如一项调查发现在北京没有自己汽车的孕产妇发生心理问题的比例要明显高于有汽车者。另外少数民族、青少年或未婚妊娠与孕期和产后心理障碍的发生有关。目前在出生性别比(男/女)较高的国家,有的家庭更喜欢男孩,妇女生了女孩会受到公婆或丈夫的责备,也常常会有自责感。在印度和巴基斯坦的调查发现,分娩女婴的产妇患产后抑郁的比例高于分娩男婴者。

(3)家庭和社会关系:国内外的研究显示孕产妇与配偶关系紧张或困难,缺少亲人关心和支持,经常被批评指责、争吵、甚至遭受身体暴力,丈夫不愿做父亲并有酗酒行为,一夫多妻等都是发生心理问题的危险因素。而生活在大家庭(与公婆或兄弟姐妹同住)、自己的母亲生活在农村、缺少父母(公婆)的信任、多子女等也是危险因素。遭受性伴侣暴力的孕产妇发生心理异常的比例至少是没有暴力的3~5倍。被强奸后的妇女3人中有1人会发生创伤后压力症,而没有遭受强奸的妇女则是20人里有1人。

(4)人格特征:有研究发现人格特征与产后抑郁的发生有关,那些以自我为中心、情绪不稳定、好强求全、固执、认真、保守、严守纪律、人际关系紧张的人易发生产后抑郁。心理分析学者认为,所有妇女在孕期及产后第一个月均有心理"退化",即她的行为变得更原始或具有孩子气,这可引起早期冲突,特

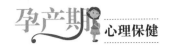

别是当母亲所扮演的角色不适合时更易发生。抑郁是由于冲突未解决或刚做母亲不适应所造成。在妇女做母亲前,她如同又变成了孩子,每一件事情都要学,而这些压力易造成抑郁、焦虑情绪和睡眠障碍。

(5)保护因素:目前研究发现较高的受教育年限,稳定的工作和收入,丈夫也有稳定的工作,传统的产褥保健("坐月子"),产后有信任的亲人或保姆照顾等均可减少孕产期心理问题发生的风险。

二、孕产妇心理问题对母婴健康的不良影响

孕产妇心理异常不仅对孕产妇本人的健康有影响,而且对胎儿和婴儿的健康发育也将产生重大的影响。

1. 对母亲心身健康影响

英国孕产妇死亡保密调查发现,如果将孕产妇死亡期限延长至产后一年,在精神因素中最常见的是自杀,它所占的死因构成比与妊娠期高血压疾病相似。孕产期存在的焦虑抑郁等不良心境常会增加产科并发症如妊娠剧吐、子痫前期、早产、产力异常或难产、产后出血等的发生率。孕产妇因有较多的主诉而增加产前检查和住院的次数,增加分娩时止痛药物的使用,会留下负性分娩经历(痛苦的经历)。孕

妇长期处在抑郁、焦虑和食欲减退状态时,会导致胎儿营养不良,发生胎儿生长受限的可能性增加,因此增加了成人疾病如糖尿病、心血管疾病、骨质疏松、精神行为异常等慢性非传染性疾病的风险。

 2. 对胎婴儿健康的影响

发生孕产期的心理问题和精神疾病不仅增加婴儿死亡率也增加婴儿患病住院率。孕期存在焦虑、抑郁的孕妇其子代在生后 18 个月和 30 个月时发生持续睡眠障碍的比例增高。目前的一些研究还发现如果母亲在孕期有较严重的焦虑,其婴儿常常出现胃肠疾患影响生长发育并对婴儿的行为和情绪有远期影响,如 4 岁时还有注意力不集中、疏忽、多动等现象。母亲在围产期的焦虑可以影响婴儿的注意力和反应力,并且婴儿在 2 岁时有较低的心理发育评分。目前WHO 对中低收入国家的研究报告指出,围产期的心理问题尤其是抑郁,在控制了母亲的 BMI、社会经济状态和子女数目以后,与低出生体重、6 个月婴儿低体重和发育迟缓等营养状态有关。另外还增加了新生儿的住院率和腹泻患病率,减少计划免疫接种次数以及儿童期的身体、认知、社会、行为和情绪的发育等。

三、孕产期心理保健内容与流程

加强孕产妇心理保健不仅减少孕产妇并发症的

发生和减轻程度,改善孕产妇心身健康状态,重要的是可以提高或改善胎婴儿和儿童的健康水平。

1. 健康教育和保健指导

产科医师、助产士或围产保健专业人员可利用产前检查、产后访视、42天产后检查或孕妇学校对孕产妇及其家人进行有关心理保健的健康教育和咨询指导。主要内容包括:①孕产期心理问题对胎婴儿健康和孕产妇健康的不良影响,以引起孕产妇和家人的关注和支持;②对产前检查项目和结果给予认真解释,减少不必要的紧张和焦虑;③对有不良孕产史、孕期合并症/并发症的孕产妇给予更多的关注;④在孕晚期要介绍自然分娩、母乳喂养的相关知识和技能,做好充分的心理准备;⑤识别产后抑郁的症状,及时发现和就医等。

2. 识别高危孕产妇

在常规孕产期保健、产后访视和42天产后检查时要认真询问病史,筛查和识别高危孕产妇。大量研究发现如果孕产妇具有以下特点,则容易发生心理问题:①青少年妊娠、未婚;②非意愿妊娠或初产妇;③婚姻关系不和谐或分居,对丈夫/性伴侣不信任;④有死胎死产史、习惯性流产史等不良产史;⑤精神病史或家族史;⑥孕期合并症/并发症、孕期住院、手术产;⑦婴儿生病、虚弱或住院;⑧贫穷或无经济来源,住房拥挤和缺乏私人空间;⑨配偶或家庭暴力或丈夫不良行为(躯体暴力、语言虐待、酗酒、文盲、失业、很少帮助妻子、反对妊娠等);⑩在重男轻女的地区,分娩了女婴;⑪产后缺乏支持、照顾和护理。

3. 心理健康状况测评

妇产科医师、助产士以及妇幼保健和心理卫生专业人员可应用一些量表,对孕产妇在孕期和产后(1年内)进行筛查,及时识别高危人群或有心理问题的孕产妇。常用的量表包括自评抑郁量表(SDS)、自评焦虑量表(SAS)、患者健康问卷(PHQ-9)、广泛性焦虑量表(GAD-7)、症状自评量表(SCL-90)、Beck抑郁问卷(BDI)、爱丁堡产后抑郁量表(EPDS)、汉密尔顿抑郁量表(HAMD17)、汉密尔顿焦虑量表(HAMA)、临床总体印象指数(CGI-SI)等。

4. 心理咨询和保健指导

由于孕产妇的心理问题大多是一些心理应激反应,紧张焦虑多与妊娠分娩有关,对识别出的高危孕产妇或量表测评分值较高者,要根据不同孕周和不同问题给予咨询指导,提高孕产妇的认知能力和水平,并指导孕产妇学习自我心态调整的方法,如转移情绪、释放烦恼、与好友或与有妊娠分娩经历的人交流、改变形象、放松训练如瑜伽、冥想等。

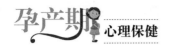

5. 建立妇产科 - 心理 / 精神科合作机制

孕产期心理保健需要产科和心理 / 精神科的密切合作，产科医护人员在孕产期和产后保健时及时发现和识别高危孕产妇和有心理问题的患者，经过相关的健康教育、心理咨询和保健指导后，症状无缓解、症状持续或加重要及时转诊至心理 / 精神科，由精神卫生专业的医师进一步诊治，同时接受产科医师的产前和产褥期保健。

笔记

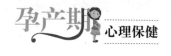

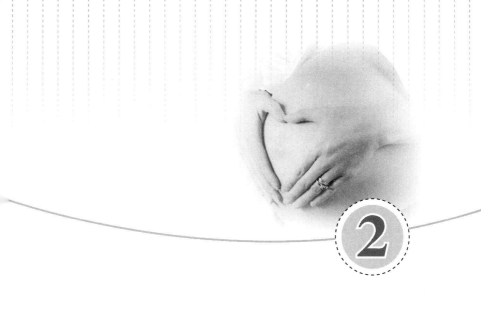

第二章
心理保健基本知识与概念

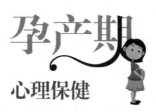

孕产期

心理保健

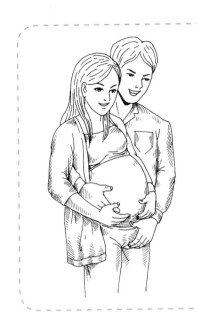

第一节
情绪障碍

一、情绪与情感概述

(一) 情绪与情感的概念

人在每天的工作生活中,常常可以感受到喜怒哀乐等情绪和情感的起伏和变化,这种心理现象,我们把它称之为情绪或情感。情绪和情感(emotion and feeling)是指人对客观事物是否符合自身的需要而产生的态度的体验。无论是情绪还是情感,指的都是同一过程、同一现象。在不同的场合使用情绪或情感,指的是同一过程、同一现象所侧重的不同方面。因此,情绪和情感之间既存在一定的区别,也有着密切

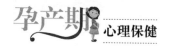

的联系。它们既是在有机体的种族发生的基础上产生，又是人类社会历史发展的产物。

（二）情绪与情感的两极性

情绪和情感在性质上都具有两极性，即人的多种多样的情绪和情感都可以按照对比的性质，找到另外一种和它恰好相反的情绪和情感。例如，喜悦——悲伤，紧张——轻松等。这些对立的性质好像构成了两极，而在每对相反的情绪、情感中间又存在着程度不一的差异，表现为多样化的形式。

1. 肯定与否定

几乎每一种情绪、情感都与人们肯定和否定的内心体验相联系。肯定和否定构成了两极，两者之间存在不同程度的肯定与否定的情绪体验。例如狂喜是肯定性质的，暴怒是否定性质的，这两极之间还有喜悦和厌烦等情绪体验。

2. 积极与消极

从情绪和情感所起的作用，可以将其分成积极和消极两方面。积极的情绪和情感，可以明显地提高人的活动能力，起着"增力"作用。如愉快的情绪情感使人精神焕发、干劲倍增。消极的情绪情感，会削弱人的活动能力，起着"减力"作用。如悲伤、忧郁的情绪会让人精神不振、心灰意冷。

紧张与轻松

从情绪和情感的紧张度可将其分为紧张与轻松两极。这类两极性常在人们活动的紧要关头，或面临某种具有重要意义的任务或意外情境时表现出来。如大型比赛前与后的情绪，就是这类两极性的表现。

4. **强与弱**

这是情绪、情感表现在强度上的两极状态。一般人的任何情绪、情感都有从弱到强的等级变化。如根据强度大小，把怒分为愠怒、愤怒、大怒、盛怒、暴怒等。最强和最弱的情绪构成了两极。

二、情绪与情感的分类

情绪情感纷繁多样。比如，我国古代把情绪分为喜、怒、忧、思、悲、恐、惊七情。也可以根据情绪发生的强度、速度、紧张度和持续性，把人们的情绪状态分为心境和激情。

 心境

心境（mood）是一种使人的一切体验和活动都染上情绪色彩的、比较轻微而持久的情绪状态。通常被人们称之为心情。当一个人处于某种心境时，就好像戴上了一副有色眼镜，使其对周围一切事物的反应都染上当时的情绪色彩。心境好时,人会觉得花欢草美、青山点头;心境差时,则会觉得云愁月惨、蜡炬垂泪。所谓"情哀则景哀,情乐则景乐",就是心境的表现。

心境对人们的生活、工作和健康都有很大的影响。心境可以说是一种生活的常态,人们每天总是在一定的心境中学习、工作和交往,积极良好的心境可以提高学习和工作的绩效,帮助人们克服困难,保持身心健康;消极不良的心境则会使人意志消沉,悲观绝望,无法正常工作和交往,甚至导致一些身心疾病。所以,保持一种积极健康、乐观向上的心境对每个人都有重要意义。

2. 激情

激情(excitement)是一种迅猛暴发、激动而短暂的情绪状态。激情常常是由意外事件或对立意向冲突所引起的。激情可以是正性的,也可以是负性的。暴怒、惊恐、狂喜、悲痛、绝望等激烈状态都是激情的表现。

激情具有暴发性和冲动性,同时伴随有明显的生理变化和行为表现。激情对人的影响有积极和消极两个方面。一方面,激情可以激发内在的心理能量,成为行为的巨大动力,提高工作效率并有所创造。如战士在战场上冲锋陷阵,一往无前;画家在创作中,尽情挥洒,浑然忘我;运动员在报效祖国的激情感染下,敢于拼搏,勇夺金牌。但另一方面,激情也有很大的破坏性和危害性。激情中的人有时会行为失控,不计后果,对人对己都造成损害。如有些人犯罪,就是在激情的控制下,一时冲动,酿成大错。所以,在生活中应该适当地控制激情,多发挥其积极作用。

3. 人类的社会性情感可分为道德感、理智感和美感

(1) 道德感:是人们根据一定的社会道德标准,评价自己和他人的言行、思想时产生的情感体验。当自己的思想、行为符合这些标准时,就会产生肯定的情感体验,感到满意、愉快;反之,则会内疚、自责。当他人的思想行为符合这些标准时,人们会对他产生尊敬、钦佩、爱慕感;反之,则对他产生厌恶、鄙视感。在不同的历史时期,不同的社会制度、不同的阶级,道德标准是不完全相同的,因而道德感会具有社会性、历史性和阶级性。

(2) 理智感:是人在智力活动过程中,认识和追求真理的需要是否得到满足而产生的情感体验。理智感是与人的认识活动、求知欲以及对客观规律探求的兴趣有着密切联系。理智感是在认识事物的过程中产生和发展起来的,是人类认识世界和改造世界的动力之一。人在认识过程中有新的发现时,会产生愉快感和喜悦感;在科学研究中发现未知的现象时,会产生怀疑感或惊讶感;在解决了某个问题而

认为依据充分时,会产生确信感。这些情感都属于理智感。

(3)美感:是客观事物是否满足人的审美需要而产生的个人体验。可以分为自然美感、社会美感和艺术美感。美感受个人的审美观、审美能力、社会性、历史性等诸多因素的影响。

三、情绪的外部表现

情绪和情感发生时,通常总是伴随着外部表现。如面部可动部位的变化、身体的姿态、手势以及言语器官的活动等。通常把这些与情绪、情感有关联的行为特征称为表情动作。它包括面部表情、身体表情和言语表情。

面部表情是指通过眼部、颜面和口部肌肉的变化表现出来的各种情绪状态。如高兴时"眉开眼笑",惊恐时"目瞪口呆"等。面部表情可以精细地表达不同性质的情绪和情感,是鉴别情绪的主要标志。

身体表情是指情绪发生时,身体各部分呈现的姿态,通常也称为"体语"(body language)。如得意时"手舞足蹈",忧愁时"垂头丧气",悔恨时"捶胸顿足"等。

言语表情是指人的言语语调、节奏、速度、流畅性以及沉默等表现出的情绪状态。如呻吟表示痛苦,朗朗笑声表达愉快情绪等。否认、感叹、祈求、讥讽、鄙视等也各有一定的语调。有时人们可以用某一特定的词语,通过不同语调,来表达不同的情感。

总之,面部表情、身体表情和言语表情,构成了人类的非言语交往形式,是人们表达情绪、情感的重要外部形式。但需要注意的是,由于人的内心世界的复杂性,有时候外部表现与内心体验并不一致,如"笑里藏刀"等。

四、情绪与情感的作用

情绪、情感是人的精神活动的重要组成部分,在人类的心理活动和社会实践中,有着极为重要的作用。这些作用主要通过情绪和情感对行为的调节、对行为效率的影响以及对外界环境的适应等方面实现。情绪和情感会影响人的工作效率、人际关系、心身健康等。

 1. **情绪、情感对工作效率的影响**

从情绪、情感的两极性来看,既有积极的一面,又有消极的一面。积极的情绪、情感能够提高人的活动能力、充实人的体力和精力。消极的情绪、情感能抑制人的活动能力,降低人的体力和活力。很显然,从一般的角度来说,积极的情绪、情感有助于工作效率的提高,消极情绪、情感则会影响工作效率。但是经过心理学家们的实验研究证实,消极情绪不是在所有时候都会减低工作效率,比如焦虑在适度的情况下也会促进工作的效率。

总之,情绪、情感和工作效率的关系是一个复杂的问题。有时情绪和情感的积极的"增力"和消极的"减力"作用在方向上不是截然分明的。由于具体情境不同,个体的个性特点不同等,有时积极的肯定性情绪也可能会产生"减力"作用,消极的否定性情绪也能产生"增力"作用。心理学家一般都同意,适度的情绪紧张有利于最佳工作效率的发挥。

2. 情绪、情感对心身健康的影响

情绪具有明显的生理反应成分,直接关系到心身的健康,而所有心理活动又都在一定的情绪基础上进行,因而情绪成为心身联系的纽带。正性的情绪如乐观、开朗、心情舒畅等能使人从心理与生理两方面保持健康。负性情绪如焦虑、抑郁、悲伤、烦闷等则会损害人的正常的生理功能和心理反应。如果负性情绪产生过于频繁或强度过高或持续时间过长,会导致身体疾病或心理疾病。

3. 情绪、情感对人际交往的影响

在人际交往中,与彼此的需要是否获得满足相联系的内心体验,称为人际情感。这种情感一般不像情绪那样短暂易变。相反,一经产生或形成便具有稳定持久的特点,它直接影响和反映着人与人交

往关系的亲近程度。

良好的人际情感是在人的交往需要顺利得到满足时产生的情感体验,同时,它也会对人际关系进一步发展起着促进作用。良好的人际情感主要表现为社交中的自尊自信感、相互信任感、相互理解感、相互忠诚感和相互尊重感等。不良的人际情感是在人际交往中受到挫折而产生并逐步形成的情感体验。它有时还受知识水平、不良性格品质、生理缺陷等因素的影响。不良的人际情感对人际交往有很大的阻碍作用。不良的人际情感包括社交中的自卑感、嫉妒感、恐惧感、猜疑感和报复感等。

五、情绪情感障碍

常见的情绪情感障碍有情感高涨、情感淡漠、情感脆弱、情感倒错、焦虑、抑郁、恐惧、易激惹等。可见于精神分裂症、心境障碍(包括躁狂症、抑郁症和双相情感障碍等)、焦虑性神经症、恐惧性神经症等心理障碍。其中,孕产妇常见的是产前、产后的抑郁症。主要表现为情绪低落,对什么都没兴趣,莫名的哭泣,感觉活着没意思,食欲下降,失眠等。

六、不良情绪的调节

一般来说,调节不良情绪的方法有两类,一是寻

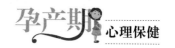

求家人、朋友或者心理医师的帮助;二是进行自我调适。下面介绍几种常用的自我调适的方法。

1. 认知调节

人们的许多情绪困扰并不是由外部刺激直接引起的,需要经过个体对事件的认知和评价。同样一件事情,从不同的角度去看待,就会有不同的情绪体验。

2. 适当宣泄

采用适当的方法,把不愉快的情绪宣泄出来,也可以减轻或消除不良情绪。比如倾诉、哭泣、剧烈的体育活动等。

3. 积极的自我暗示

自我暗示是运用内部语言或书面语言的形式来自我调节情绪的方法。积极的自我暗示是很有必要的,如在经常告诉自己"别人能行,我也一定能行"、"我一定会越来越好"等,努力挖掘自己的长处及优点,可以让自己尽快恢复快乐和自信。

4. 听音乐

不同节奏、旋律、音调、音色的乐曲对人能起到不同的作用。欢快的乐曲可以使人精神振奋,舒缓的乐曲可以使人安静放松,优美的乐曲可使人感到轻松愉快。通过听音乐的方法来改善情绪,也是一种很常用的方法。

5. 放松训练

比如太极拳、气功、瑜伽等体育项目可以让人达到很好的放松效果,改善情绪,并且可以强身健体,提高身体的抵抗力和免疫力。

 笔记

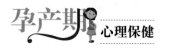

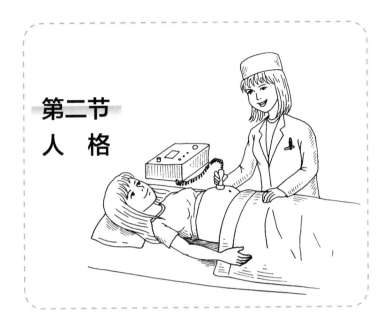

第二节
人　格

一、人格的概念

　　在社会生活中我们都是以各种角色的身份出现,每个人都有他独特的内心世界,这种隐蔽的内在的自我决定了一个人的主要精神风貌,决定了他与别人的区别。可将人格理解为:是决定一个人适应环境的独特的行为模式和思维方式,是个人比较稳定的心理特征的总和。

　　尽管多种人格定义在表述方面不尽一致,但它们都强调了人格概念应具有的要点或特征,即整体性、稳定性、独特性、社会性和倾向性。

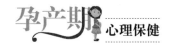

二、个性心理特征

人格是一个人各种稳定的心理特征的总和,而这些心理特征主要表现为能力、气质、性格等方面。习惯上将这些内容称为个性心理特征。

 能力

能力(ability)是直接影响活动效率,使活动顺利完成的个性心理特征。能力可分为一般能力和特殊能力两类。一般能力是指在许多不同种类的活动中表现出来的能力,如观察力、记忆力、运动能力等;特殊能力是指某种专业活动中表现出来的能力,是顺利完成某种专业活动的心理条件,如音乐家对音色的分辨力,演员的模仿、表现能力等,都属于特殊能力。

气质

气质是人典型的、稳定的心理特征,它与人的生物学素质有关,并使人格染上独特的色彩。气质是不依活动目的和内容为转移的典型的稳定的心理活动的动力特征,主要表现为个人心理活动过程的速度和稳定性,强度以及心理活动的指向性。

关于气质的分型有多种提法。根据古希腊著名医学家希波克拉底的四体液学说,可以将人的气质类型分为多血质、黏液质、胆汁质和抑郁质4种类型。

每一种气质类型既有积极的方面也有消极的方面。气质不能决定一个人智力发展的水平。就一个人活动的社会价值和成就来说，气质无好坏之分，具有任何一种气质的人都可培养和发展成为社会所需要的有用之才。

3. 性格

性格是个体在社会实践活动中所形成的对人、对己、对客观现实所持的稳固的态度以及与之相适应的习惯了的行为方式。性格是人格的核心部分，受人的意识倾向性的制约，反映一个人的生活经历，体现了人格的社会性内涵，受社会规范的制约。

由于性格的形成更多地依赖于后天的环境，因此性格与气质相比具有更大的可塑性。性格在某种程度上反映了家庭、学校和社会生活的影响。

三、人格倾向性

人格倾向性是人格的重要方面，它是个体行为的内在动力和基本原因。人格倾向性包括需要、动机、兴趣、信念和世界观等内容。

1. 需要

需要是个体和社会的客观要求在人脑中的反映，表现为人对某种目标的渴求和欲望。需要是心

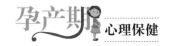

理活动与行为的基本动力。需要是由个体对某种客观事物的要求引起的。这种要求可能来自于有机体内部，也可能来自于周围的环境。没有对象的需要是不存在的。

美国人本主义心理学家马斯洛认为需要的满足是人的全部发展的一个最基本原则。马斯洛将需要划分为 5 个不同的层次，从最低层次的生理需要，到最高层次的自我实现的需要。

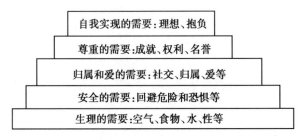

自我实现的需要：理想、抱负

尊重的需要：成就、权利、名誉

归属和爱的需要：社交、归属、爱等

安全的需要：回避危险和恐惧等

生理的需要：空气、食物、水、性等

马斯洛需要层次理论

2. 动机

动机指能引起、维持一个人的行动，并将该行动导向某一目标，以满足个体某种需要的意念活动。动机是个体的内隐活动，而行动则是这种内隐活动的外部表现或结果。

行为虽然是由动机决定的，但动机与行为之间，并非是一对一的关系。类似的动机可能表现为不同的行为；而类似的行为背后也会有不同的动机。当多个动机同时存在，有时可表现为相互矛盾的状态。

此时个体难以决定取舍,表现为行动上的犹豫不决,陷入了一种动机冲突状态,也称心理冲突。

四、人格形成的特点和标志

人格的形成是一个动态的过程,在生理因素和社会文化因素的相互作用过程中,逐渐发展和成熟。对于人格的发展,不同流派的心理学家提出了各自的理论,每种理论关注的重点不同,都可以对人格的构成和发展提出合理的解释。

人格形成的关键是自我意识的确立和社会化的完善。前者标志着个体形成了有别于他人的心理内涵,后者标志着个体完成了社会角色的认同。

自我意识也叫自我概念,是人们对自己身心特点的主观认识。自我意识的确立有一个发展过程,是在与自然和社会的交往中逐渐形成的。自我意识的发展,受到众多因素的影响。个体认知功能的发展和社会交往、生活中的重要他人等因素,都会影响到自我意识的发展。自我意识形成后并非固定不变,而是在社会实践中不断地改造和完善。

社会化是指个体的观念及行为被纳入到社会规范中的过程。换言之,是使自然的人成为社会的人,个体成为社会中的一个成员,按照社会的要求确定自己的角色行为的过程。没有社会化这个阶段,不可能形成真正的人格。

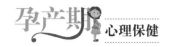

五、人格形成的决定因素

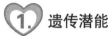 **遗传潜能**

根据现有的研究,遗传对人格确有影响,不过在人格的不同方面,这种影响的大小有所不同。一些与生物学因素相关较大的人格成分例如气质、智力等方面,遗传因素的作用比较明显。而性格、兴趣、价值观等人格成分方面,后天的环境因素可能更为重要。

2. 共同经验

所谓共同经验指不同个体处于相同的文化背景中所接受的某些共同的价值观念、风俗习惯、行为方式等。文化背景不同,产生的影响也不同。

文化圈,即不同的社会、文化、种族等,可以影响人格的大体背景和方向;亚文化群可由地域、经济阶层、民族等多种因素的影响来划分,亚文化群的共同文化又给人格以不同的影响;角色规范,即社会文化对各种角色行为有一定的期望和要求,对一个人在不同场合的表现也有要求,遵循角色规范实际上是社会化的要求和对人格的塑造。

3. 独特的经验

尽管许多文化因素是共同的,但每个人都是以独特的方式对环境的要求做出反应。先天的生物学差异,会给人的心理带来不同影响,家庭出身、生活条件、与周围各种人的交往,都会使个体获得不同的感受。而某些特殊经历,如早年失去父母、家庭破裂、身患残疾、重大社会变革、居住地迁移、经济状况改变等都会给心灵打上不同烙印,对人格的形成带来影响。

六、人格理论

(一) 精神分析学派

有人将弗洛伊德所创立的精神分析看作是二十世纪的重大科学成就之一。弗洛伊德的理论学说主要包括以下几个方面:

1. 驱力理论

弗洛伊德认为,人的行为的基本动力都源于生物本能,或性的驱力,他称之为力比多。力比多提供了心理活动的能量,是推动个体生存和发展的内在动力。

2. 无意识理论

弗洛伊德将意识结构作了划分,分为三个层面:意识、前意识、潜意识。无意识是指人们对自己一些行为的真正原因和动机不能意识到。也有人将这一概念称为潜意识,指人们在清醒的意识下面还有一个潜在的心理活动在进行着,不为人们所意识到,却"暗暗地"在影响着人的外部行为。

3. 人格结构学说

弗洛伊德提出一个人的心理分别由"本我"、"自我"、"超我"三个部分组成,共同表现出人格特征。

(1) 本我:本我又称原我,是与生俱来的、具有生物的基本属性。本我充满原始的活力和本能,遵循趋利避害原则,或"快乐原则"。

(2) 自我:自我在人格结构中代表理性和审慎,是自己可意识到的执行思考、感觉、判断或记忆的部分。自我代表着心理成熟水平。自我的活动遵循"现实原则"。

(3) 超我:超我是理想的"自我",代表一个人的良知,良心,是心灵的道德知觉和人们的理想抱负。超我是人格中的监控机构,遵循"道德原则",是道德的坚定维护者。

4. 性心理发展阶段学说

弗洛伊德认为个体性心理的发展主要是"力比多"的投注和转移,需要经历以下几个阶段:口欲期、肛欲期、性蕾期(又称生殖器崇拜期)、潜伏期和生殖期。

5. 心理防御机制

防御机制是一个人直接的、习惯性的心理保持机制,即当个体潜意识中本我的欲望与现实或超我之间出现矛盾造成心理冲突时,会出现焦虑反应。此时自我通过心理防御机制来控制本我的欲望和冲动,从而起到减轻焦虑的作用。

(二) 行为主义学派

美国心理学家华生(JB. Watson)受巴甫洛夫经典的条件反射学说的启发,创立了行为主义的理论。行为治疗把着眼点放在可观察到的外在行为或可描述的心理状态,充分利用"学习"的原则,来改善非功能性或非适应性的心理与行为。

巴甫洛夫发现铃声这个无关刺激可以由于食物的强化而逐渐成为食物的信号,以后单独的铃声也能引起唾液的分泌。从一个无关的刺激转换为具有某种信号属性的过程,也是一个潜在的新行为模式的形成过程。

美国心理学家斯金纳进行了著名的操作性条件反射实验,也称为"奖励性学习"。

(三) 人本主义学派

美国心理学家罗杰斯创建了人本主义疗法,被称为现代心理治疗中的"第三种势力"。人本主义理论的核心就在于:人人都有其独立的价值与尊严,人人都必须自己选择自己的生活方向。罗杰斯的理论基础在于:

实现的趋势

它假定人类和所有的生物与生俱来就有一种不断发展、增长和延续其机体的趋势。只要有生长发育的条件,有机体的这种自我实现趋势就会克服多种障碍和痛苦。

 自我概念

自我乃是一个人对他自己的概念。这个自我形象是通过与环境,特别是与其他人对他的评价相互作用后逐步建立起来的。

 充分体验

它是对宏观事物和可以意识的机体内部过程的态度。帮助患者,使其集中注意力,直至产生可以觉察到的生理和内脏的感觉变化。当注意力集中于以往被否认的体验,用接纳的态度对它进行充分体验时,就会给治疗带来转机。

 笔记

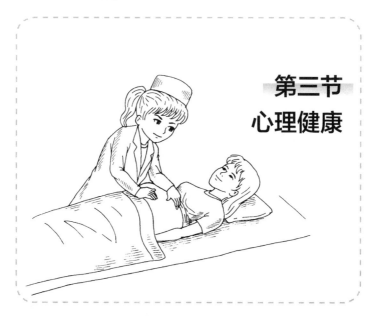

第三节
心理健康

一、心理健康的概念

在传统生物医学模式下,医学界过去习惯于把健康问题局限于躯体有无疾病,而忽略了人所处的社会环境和心理状态对健康的影响。随着人类对疾病与健康认识水平的不断提高,到 1946 年世界卫生组织(WHO)在它成立时的宪章中就曾明确指出:"健康乃是一种在身体上、心理上和社会适应功能上的完好状态而不仅仅是没有疾病"。这是对健康的比较全面的认识,是整体健康的观点。这一整体健康观奠定了现代生物 - 心理 - 社会医学模式的基础。

现代健康的概念认为健康与疾病不是截然分

开的,而是同一序列的两极。在健康序列分布中,人群总体健康程度呈常态分布,中等健康水平者居多。某一个体的健康状况,是会根据他所在年的自然与社会环境的变化及其自身内环境的适应状况不断变化、发展的。真正完满的健康(康宁)状态是一种理想。只有少数人或在个别情况下才能达到。大多数人在通常情况下都能比较"健康"地生活。

心理健康是指个体能够适应和发展着的环境,具有完善的个性特征;且其认知、情绪反应、意志行为处于积极状态,并能保持正常的调控能力。从广义上讲,心理健康是指一种高效而满意的、持续的心理状态。从狭义上讲,心理健康是指人的基本心理活动的过程内容完整、协调一致,即认识、情感、意志、行为、人格完整和协调,能适应社会,与社会保持同步。

二、心理健康的标准

关于心理健康的标准,国内外学者已经根据各自的论点和经验提出过一些,主要是从个体的认知、情绪、意志、个性、行为、社会适应、人际关系等方面的表现和特点来确定的。其中我国精神卫生专家许又新教授提出的标准是对多项具本标准的概括。他认为:如果孤立地考虑任何一条标准都难免之偏颇,所以最好把它们综合起来加以考虑。他提出的标准包括三项内容:

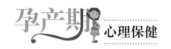

1. 体验标准

以个人的主观体验和内心世界作为衡量心理健康的标准。其中包括两部分：

（1）良好的心境：首先是心情愉快。如果一个人感到不愉快，就可以毫不犹豫地说，他心理不健康。人世间不仅是满足和享受，它对身心健康也有着不可低估的促进作用。这一点已为大家所共识。许多调查也表明，长寿的人多是愉快的。心情不快的人往往易患各种疾病。

心情愉快需要进行自我调控。良好的心情还包括适当的紧张。总是放松也将一事无成。正所谓"文之道，一张一弛。"

（2）恰当的自我评价：恰当的自我评价是衡量心理健康的重要标准。自我评价过低，就会缺乏信心和勇气，做事畏首畏尾，聪明才智不能充分发挥，经常体验自卑的痛苦。自我评价过高，对自己的要求和目标也容易订得过高，这就潜伏着易受挫折和自我苛求的危险，因为这种人特别爱面子，虚荣心强。一旦遇到挫折和失败，缺点无法掩盖，则潜意识中隐藏在自大后面的自卑便会在意识中浮现。其实自卑和自大是一枚硬币的两面。

无论自卑还是自大都是缺乏恰当自我评价的表现。这样的人容易受周围人评价的影响，在自卑与自大这两极之间摇摆。

人贵有自知之明,就是对自己有恰如其分的评价。对自己的优缺点都看得清楚,并能尽量发挥长处,这一点不容易做到。如果对自己有的评价与现实偏差不大,就是相对的心理健康。古人云:"知人者智,自知者明;胜人者有力,自胜者强"。就是这个道理。

2. 操作标准

是用可操作的方法了解人的心理活动的效率如何,所以也可以叫效率标准,它包括对一个人的认知过程、情绪过程和个性等影响心理活动效率的内容加以测量和评定。应该明确的是:体验标准与效率标准是互相影响的。比如某人有不安全感(一种体验),做事犹豫不决,总怕出错,做什么事都反复检查核对,自然效率也就低。通过心理咨询或治疗,减轻了不安全感,增强了自信,活动效率也就提高了。

3. 发展标准

发展标准与体验标准和操作标准不同。后两者都着眼于横向评价人的心理状态,而发展标准是在时间轴上对人的心理状况做纵向的回顾或展望。既要了解一个人经历了怎样的发展路程,又要估计他未来发展的可能性和趋势。

人们心理上的差异,一个显著的不同是心理的"年龄"差异。

对成人来说,成熟是衡量心理健康的一把有效尺子(尽管这把尺子不是很精确)。例如,情绪不稳定、好不切实际的幻想、极力吸引他人的注意、自控能力差、没有长远计划和过分害羞等都是不成熟的表现。相反,一个人如果有明确的目标,有向较高水平发展的可能性,并能很好地自我调控,把理想变为切实可行的行动,则是心理健康的标志。

三、不同群体的心理卫生

群体——指在相同目标、利益、规范下协同活动的一群人。群体中各成员间彼此相互作用、互相影响。如家庭、学校、工作单位、党派、宗教等。每个人可能避免于多个不同群体,群体对个人心理健康的影响是不可低估的。

1. 家庭

家庭是社会的基本单元。是较为持久、稳定的群体。家庭该是人在紧张的工作之后一个温暖舒适的休息调整之地。家庭是以夫妻爱情为基础建立的。假如建立在某种利益或条件之上,它就不是稳定的。现代离婚率的增高,也有这个原因。夫妻情感是需要不断增添情趣的。那种认为婚后就不必用心去培养感情的作法,常常是导致"第三者插足"的重要原因。另外,家庭也是社会培育人才的地方,民主、和睦、尊重、有序的家庭气氛,也是子女健康成长必要的条件。儿童学龄期表现出的多种心身症状,一个重要原因就是早期家庭教育不当。

2. 学校

是培养人才的地方,对一个学生来说,除了睡觉以外,大部分时间是在学校度过,于是可以说学校对他的影响要比家庭大,老师的话要比家长管用。学生的任务是学习,应该说,还有一个与学习同等重要的任务,那就是素质的培养,身体健康、心态良好、道德高尚等良好素质的培养,会使一个人享用一辈子。良好素质的培养,不仅靠老师和家长的教育,也靠学校和社会良好的风气。

加强学校心理保健工作,需要建立健全学校、家庭、社会相配合的心理卫生网络;开展心理咨询;配备学校心理工作人员;对学校教师、医务人员进行心理辅导训练;建立良好的校风。其中重要的是提高教师的素质,因为教师的言行对学生的影响很大。要特别注意低年级教师的言传身教的作用。

3. 工作单位

在工作单位,个人可以得到维持生活必需的经济报酬、得到社会归属的满足、通过努力工作表现才智、获得尊重和自我实现。但工作也是影响现代人心身健康的主要应激。这主要是由于:①竞争激烈;

现代科技的迅速发展,对单位职工来说,知识更新是个挑战,必须边工作边学习;②社会保障体系尚未健全:双职工不得不花费相当多的精力料理饮食起居等;③大城市交通拥堵,使许多人不得不在上下班路上耗费许多时间,还必须时刻警惕发生交通事故。

职业心理卫生要注意:优化工作环境、合理组织劳动、提倡劳逸结合、鼓励协作精神、发掘创造潜力、完善奖励制度。这样才能使职工对工作群体和环境感到满意。才能提高工作效率。

另外,有些特殊工作群体,如航空、航海、采矿、勘探、军事等行业人员、残疾人、长期远离人群、工作条件恶劣、单性别群体等,易导致各种心身问题。这些领域也是心理卫生工作的重要领域。

笔记

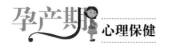

第四节
心理障碍

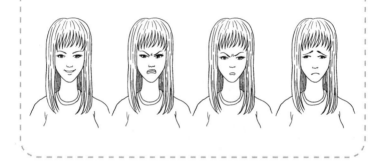

一、心理障碍的概念

心理障碍(psychological disorder)是指由于某种原因致使心理功能不能正常发挥作用,从而影响了正常的生活、工作和学习。主要表现为适应社会或(和)适应自我不良,适应社会不良可表现为人际关系紧张,不能有效地完成自己曾经能胜任的本职工作,不能承担自己的角色应承担的义务,工作能力和生活能力普遍下降等。适应自我不良可表现为不能有效地调节自己的情绪,自我意识和自我控制能力差,应对挫折的方法单调死板,情绪表达障碍,自我较长时期处于痛苦状态,不知道自己是谁、要干什么,觉得活着没有意义和价值等。

"障碍"（disorder）的使用是为了避免使用像"疾病"（disease）和"病患"这样的术语所带来的更大的问题，所以本文也尽量避免使用像"心理疾病"（psychological disease）、"变态心理"（abnormal psychology）和"病理心理"（pathological psychology）这样的术语。"障碍"不是一个精确的术语，但在这里意味着存在一系列临床上可辨认的症状或行为，这些症状或行为在大多数情况下伴有痛苦和个人功能受干扰。根据此定义，社会偏离或冲突本身如果不伴有个人功能紊乱则不应包括在精神障碍之内。

一个人的心理是否正常与心理是否正常是有本质区别的。人的心理不正常是指这个人的心理有障碍，需要进行心理治疗，心理不正常是指这个人的心理不是处于正常时期，但这个人的心理可能是正常的。如当这个人失恋或遇到其他重大挫折时，情绪会很激动、很悲哀，这种激动悲哀的情绪严重影响了他正常的工作、学习和生活，这是一种不正常的心理，但这却是正常人的正常反应，一般地说这种不正常的心理，不需要特殊的心理治疗，随着时间的延续会自然缓解，时间是医治这类心理创伤的良药，但若这是由于一个人心理障碍引起的，则不会由于时间的延伸而缓解，有时反而会加剧，所以需要心理治疗。一般地说，若没有特指，心理障碍指的是一个人的心理有障碍。

一个人的心理不正常并不是说这个人的心理都是不正常的。若一个人的心理有障碍,则这个人的心理肯定有不正常的方面,但不是说这个人的心理都是异常的,他肯定还有正常的心理活动,即使一个心理严重不正常的人,他也有正常的心理活动,如当辱骂精神患者时,他也具有正常人的自尊,会很生气,可能会对骂,也可能会打你。任何一个心理正常的人,其心理有正常的方面,也有不正常的方面,任何一个心理不正常的人,其心理也有正常的方面,也有不正常的方面,关键在于这个不正常的心理是否影响了他正常的适应社会或(和)自我能力,若影响了这种能力,使得他不能完成基本任务,使得他长期处于痛苦状态,则这个人的心理是不正常的;若这种不正常的心理过程基本上不影响他的适应社会或(和)自我能力,则他的心理是正常的。

二、心理障碍的衡量

目前比较公认的是从生物医学、自我体验、社会适应和统计学等方面来系统地衡量一个人的心理是否正常。

♥ 1. 生物医学标准

心理的物质基础是大脑,任何大脑的损伤都会不同程度地影响心理的正常发挥,任何的心理异常也都应该在大脑中找到相应的变化，所以根据大脑的解剖、生理和生化的变化可以用来诊断心理的异常，这种思考问题的方式是生物医学模式的特点，故称之为生物医学标准。如一个人的心理表现为异常的兴奋、情绪异常地高涨、说话语无伦次，通过血液化验发现有很高浓度的吗啡样物质，则可初步诊断为毒品中毒所致。再如一个人表现为痴呆，通过CT检查发现脑回变窄、脑沟变宽，年龄在60岁以上，则初步印象为老年性痴呆。

　　也可以从医学的思维模式来考虑医学标准。医学是先解剖生理后病理，所谓病理就是其表现偏离了正常的生理现象，与生理状态不一样。若按这样一种思路来考虑心理，那与正常心理过程不一样的心理过程即是异常心理过程。如正常的知觉是大脑对当时直接作用于感受器的外界客观事物的整体属性的反映，假如一个人的大脑对当时没有直接作用于感受器的外界客观事物也有反映，如在墙壁上看到两只老虎在奔跑，或听到有人在骂他（实际上并不存在），这就是幻觉，属于异常心理。再如思维是大脑对外界客观事物的间接和概括的反映，思维的内容是反映客观的，若思维的内容脱离实际，如一个五音不全的人，一心想着当名歌手，到处找音像公司为其制作专辑，这是妄想，也属于异常。

　　应该说这一标准是最客观、最可靠的理想衡量标准，但遗憾的是我们至今为止对大脑了解得太少，基本上还不知道焦虑、抑郁、愤怒、思维等心理过程在大脑中是如何发生的,也不知道个性的差异在大脑中有什么区别,所以对大多数心理障碍来说,应用这一标准来衡量是受到限制的。如对精神分裂症的机制的研究,现在只知道和遗传的关系很密切,也知道染色体上某些遗传基因和精神病的发病有关,也能通过染色、分析等方法来检查染色体,但是至今尚不知道这个基因是如何使得一个人产生幻觉和妄想,也不知道它在精神病发病中起着什么样的作用,有这个基因的人不一定都得精神病,没有这个基因的人也可能患精神病,所以在临床中没有诊断价值。

2. 自我体验标准

自我体验是指自我对自己的心理或行为的内心感受,其所产生的心理现象就是情绪或情感。情绪或情感的性质和强度主要是和所遭遇到的外界生活事件的性质和强度、当事人对这件事的认知和评价及当事人所处的状态有关。一般地说,当事人的认知和评价是符合外界刺激的,此时所产生的自我体验是正常的,也会产生相应的情绪,当外界发生的事件满足自己的需要时,就会产生像高兴、愉快、欢乐、幸福等正性情绪,当损害了自己的需要时,就会产生像焦虑、抑郁、悲观、失望、愤怒等负性情绪。所以若用这个标准来衡量时,并不是说正性情绪就是正常的,负性情绪就是有障碍的,而是看自我体验是否基本符合所遭遇到的外界事件的性质和强度。

就强度来说,当自我所体验到的情绪强度与外界事件的刺激强度不相称时,则可能心理有障碍。如有些人每次到医院看病后,回家的第一件事就是把自己的衣服脱下来洗三遍,这与医院里脏所引起的情绪强度不相称,因为医院毕竟没有这么脏。一般来说大部分神经症患者都是由于负性情绪过强所致,但也有正性情绪过强所引起的心理障碍,如没有遇到特别令他高兴的事,他却一天到晚兴高采烈,轻躁狂患者就是这样。

社会适应标准

一个人成长的过程,也是不断地适应社会的过程,使得他从一个自然的人转变成一个社会的人。若一个人成长后不能适应他所处的社会环境,就不能完全转变成一个社会的人,则他的心理是有障碍的。如人格障碍,是由于在人格的形成过程中,形成了某些使得他整体适应能力受损的人格特点,如具有过分地要求环境整洁这种人格特点的人,就会不顾场合地要求他所看到的环境是十全十美的,但现实生活并不是如此完美,所以他走到哪儿,毛病挑到哪儿,在朋友家、在领导家、在办公室都一样,这就会使得周围的人讨厌他,而他自己也觉得很痛苦,影响了他的适应能力,但也改变不了这老挑毛病的习惯。

对于精神病性心理障碍也一样,只有当这种异常心理的严重程度影响到个体对社会的适应时,才能称得上心理障碍。如幻觉,当一个人坐在很安静的房间里看书的时候,有时会听到有人在敲门或在叫他,当他去开门时却发现没有人在敲门或在叫他,显然,这是幻听,但当他发现自己听错了时,他会继续回去看书,不影响他的学习,所以这不是异常心理,但当他幻听到有人在骂他时,他会觉得骂他的人是客观存在的,于是会不顾场合地去对骂,当他经常幻听到这种声音时,他就会经常性地受到影响,这样一来就会严重影响他的学习、生活和工作,这就是心理障碍。对于妄想也一样,我们正常的人也曾有过想当歌手的愿望,但当发现自己五音不全时就会放弃这个愿望,这种一过性的妄想不会影响我们的社会功能,是正常的,但当别人都认为他五音不全,而他自己依然坚信不移,还要把它付诸实施,到处找音像公司录制自己的五音不全的歌,不仅影响了这些公司,也严重地影响了社会适应功能,就达到了心理障碍的程度。

4. 时间标准

是指通过症状所持续的时间来衡量心理是否正常。一般从两个角度来考虑:一个是考虑这种症状是否是一过性的,若持续的时间很短,是一过性的,则可能是正常的,若异常症状持续存在则考虑为异常,至于持续多长时间为异常,则对不同的症状有不同的标准,不同的国家和理论意见也不完全统一,一般地说,严重的症状,如精神病性症状,考虑持续时间较短,一般为 1~2 个月以上,对于较轻一点的症状,如神经症性症状,则考虑时间较长,一般为 3 个月以上。

另一种角度是考虑所持续的时间也是衡量症状严重程度的重要标准,持续时间越长,症状就越严重,本来是很轻的症状,也可由于时间的持续,由量变到质变,而变为异常症状。如因大学没考上而痛苦是正常的,痛苦了半个月也是正常的,但为此而痛苦了三个月以上则可能是不正常的,这可以从两个方面来理解:一是因为痛苦能影响他心理功能的正常发挥;二是因为把痛苦归因于考试失败,不利于心理功能的恢复,因为没考上大学是不可改变的客观事实,只有把三个月以上的痛苦,归因于自己没有能力克服由于考试失败而带来的痛苦,才有可能使他化消极情绪为积极情绪,克服痛苦而使心理功能康复。

 5. 统计学标准

统计学的标准有两个假设,一是在人群中某一心理现象或行为方式的程度是正态分布的;二是偏离正常的,统计学检验有显著差异的,即是有障碍的。凡是符合这两个标准的心理现象或行为方式才可以用统计学方式来衡量。一般地说,用这一标准来衡量,首先要选取人群样本,然后用心理测验的方法来测查这一心理现象或行为方式,用数量化的方法来衡量它,然后计算出它的常模和标准差。在此基础上,用统一标准的心理测验工具来测量,所得结果和常模和标准差比较,才能判断是否异常。

　　常用统计学标准来衡量的是智力低下。智力通常是通过心理测量的方法测出来的,用数量化的方法来表示智力,其单位是智商。目前常用的是韦氏智力测验量表,通过正常样本的测查,对其结果进行统计、分析和转化,把平均值定为100,把标准差定为15,一般地说,两个标准差以外的叫异常,即智商是70分以下和130分以上是异常,当然70分以下的才是心理障碍,是智力低下,130分以上的是智力异常地高,是智力超常。

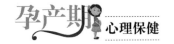

笔记

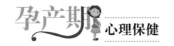

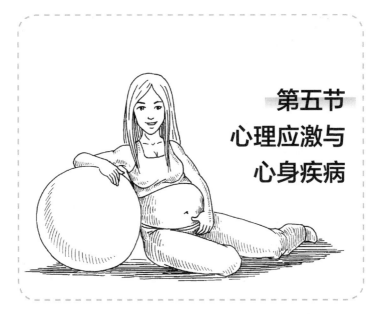

第五节
心理应激与
心身疾病

近年来,心理社会因素在人类健康和疾病中的作用变得日益突出。在心理社会因素同疾病的联系中,心理应激是一个十分重要的环节。

一、心理应激

(一) 心理应激的概念

心理应激是个体"觉察"到环境刺激对生理、心理和社会系统过重负担时的整体现象,所引起的反应可以是适应或适应不良的。

心理应激过程可以分为四个部分:应激源、中介、反应和结果。

心理应激源

是指环境对个体提出的各种需求,经个体认知评价后可以引起心理及生理反应的刺激。可分为四类:

- 躯体性应激源:指作用于人的躯体、直接产生刺激作用的刺激物,包括各种理化和生物学刺激物。
- 社会性应激源:指那些造成人生活风格上的变化、并要求对其适应和应对的社会生活情境和事件。
- 文化性应激源:指因语言、文字、生活方式、风俗习惯、宗教信仰乃至民族性格等引起心理应激的刺激或情景。
- 心理性应激源:包括人际关系的冲突,个体的强烈需求或不切实际的预测、凶事预感、工作压力、心理冲突和认知障碍等。

 心理中介——对应激源的觉察与评价

人生中会遇到无数的心理社会性事件,但只有那些对人有意义的刺激物才能引起心理应激反应。一件事情不管它是否真正对我们有威胁,但只要我们"认为"它是有威胁的,就可能引起我们的心理应激反应。

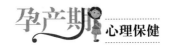

3. 心理反应

（1）情绪反应：心理应激状态下的主要情绪反应有焦虑、愤怒、恐惧和抑郁，这些情绪反应又称为"情绪应激"反应。

（2）行为反应：心理应激会引起不适的心身症状，因此人们总是会采取一些行动来减轻或消除其影响，这就是适应和应对行为反应。可将这些行为反应分成两类：①针对自身的行为反应；②针对应激源的行为反应。

（3）自我防御反应：借助于自我防御机制对环境挑战、对自己或自己的应对效果做出新的解释，以减轻心理应激所引起的紧张和内心痛苦，称作自我防御反应。这是除了行为反应外，减轻心理应激的另一类常用的方法。

4. 生理反应

应激期间发生的生理反应，既是身体对应激的适应调整活动，又是在某些情况下导致疾病的生理基础。对应激的生理反应涉及全身各个系统和器官。身体的生理反应主要是大脑通过自主神经系统、下丘脑 - 垂体 - 靶腺轴和免疫系统进行调节的。

5. 结果

适度的心理应激对人的健康和功能活动有促进

作用,使人产生良好的适应结果,长期的超强度的应激则使人难以适应,最终损害人的健康。

 生理反应的个体差异

有不同类型的强度的生理应激反应。一个人的生理反应的类型与强度取决于:①应激源的性质与特点;②他本人的身体特点;③情绪反应的性质、强度及影响情绪反应的心理因素,如人格、信念、对应激源的认识评价,以往的应对经验、应对能力、应对能力、应对方式、行为类型和自我防御等;④环境因素,包括自然和社会环境。

(二)心理应激与健康

心理应激同人的健康有密切联系。心理应激对健康的影响,包括积极影响和消极的影响两个方面。

适度的心理应激对人的健康和功能活动有促进作用,这类应激被称为"良性应激"。心理应激对健康的积极影响至少表现在两个方面:

 适度的心理应激是促进人的成长和发展的必要条件

遗传和环境是影响成长和发展的两大重要方面,人从小到大经历的各种心理应激在这里可看作是一种环境因素。

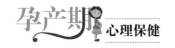

2. **适度的心理应激是维持人正常心理和生理功能活动的必要条件**

适当的刺激和心理应激有助于维持人的生理、心理和社会功能。缺乏适当的环境刺激会损害人的身心功能,包括造成脑电图的不良改变、错觉、幻觉和智力功能障碍。

长期的、超过人适应应对能力的心理应激会损害人的健康,主要表现在下述三个方面:①心理应激引起的心理和生理反应可以以症状和体征的形式见于临床;②心理应激可以加重已有的精神和躯体疾病,或使这些疾病复发;③心理应激可以造成对疾病的易感状态,并在其他因素的共同影响下导致新的精神和躯体疾病。

(三) 心理应激与调节

人的心理应激在发生发展的过程中受到很多因素影响,调整这些影响因素就会对心理应激状态产生调节作用,具体的方法有很多。

(1) 调整对刺激事件的认识态度。

(2) 采取积极的应对方式。

(3) 改善心理环境,提高社会支持水平。

(4) 适度采用心理防御。

(5) 学会放松技术。

必要时,可服用抗焦虑抑郁等镇静剂,能快速、有效地减轻心理应激引起的心理生理反应。

二、心身疾病及其影响因素

心身疾病是指心理社会因素作为重要原因参与发病的躯体疾病。广义的心身疾病包括那些具有明显躯体症状的器官性神经症或心理生理障碍。心身疾病往往是由许多因素综合作用而引起的,并且可能造成器质性病变。

 情绪因素与心身疾病

情绪活动可分为两大类:一类是愉快或积极的情绪,这种情绪对人体的生命活动能起良好的作用,可充分发挥机体的潜在能力,提高体力和脑力劳动的效率,使人体保持健康;另一类是不愉快的、消极的情绪,诸如愤怒、恐惧、焦虑、忧愁、悲伤、痛苦等。这种情绪的产生,一方面是适应环境的必要反应,另一方面往往过分地刺激人体,促使人的心理活动失去平衡,导致神经活动的功能失调,因而有害于健康。一般而言,引起人们产生丧失感、威胁感和不安全感的心理刺激,最易致病。

 人格特征与心身疾病

大量证据表明,什么人得病,什么时候得病,与人格因素有关。如重大的心理紧张刺激对某人可能

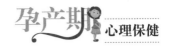

是毁灭性的打击,而另一个人却可以泰然处之。

1959年美国心脏病学家 Friedman 和 Rosenman 在对冠心病患者的前瞻性和回顾性研究的基础上提出了一种"A型行为类型"的人,认为这种人格类型与冠心病有密切联系,故又称为"冠心病易患模式"。具有这种特征的人有下列表现:①为取得成就而努力奋斗;②有竞争性;③容易引起不耐烦;④有时间紧迫感;⑤言语和举止粗鲁;⑥对工作和职务过度地提出保证;⑦有旺盛精力和过度敌意。

对癌症的临床心理学研究也发现,长期处于孤独、矛盾、抑郁和失望情境下的人,或好克制自己的情感、不敢任意发泄愤怒、多愁多虑者或有不安全感的人,较易患癌症。学者提出了癌症的易感模式,也称为C型行为模式:过分耐心、回避冲突、过分合作、屈从让步、不拒绝、缺乏主见、负性情绪控制力强、过于和谐、息事宁人。

3. 社会环境因素与心身疾病

人体疾病的发生发展,不仅和人与自然环境的关系是否协调有关,而且受到社会的制约,特别是与社会变故,与一定时期社会生产的发展水平及社会文化环境密切有关。

紧张的社会事件如战争、空袭、社会动乱可引起人们罹患各种心身疾病。同一社会同一时期,不同群体的患病率也有差异。生活条件优越的阶层比依赖救济为生的阶层心身疾病的发病率较低,而发病率最高者为中层社会中条件偏低者。社会经济状况可能是发病因素之一,而个人要求与社会实际的矛盾,可能起更大的作用。

生活事件或变化,是日常生活中经常遇到的问题。生活变化可以避免单调、乏味,激励人们投入行动以适应新环境,然而如果生活变化过大、过多、过快和持续过久,就会造成适应的困难,引起严重的心理应激,甚至损害健康。

身体器官的脆弱性

临床上可以观察到,人们在遭受同等相似的心理紧张性刺激后,即使有类似的心理应激反应,也只有少数人患病,而且人所患的疾病种类也不同。造成这些差别的原因很复杂,但其中一个重要的原因就是不同个体、不同的身体器官对心理应激反应状态下的生理反应有着不同的耐受力。体现了器官的脆弱性,应激反应只能在脆弱个体的脆弱器官上造成组织损伤。

三、心身疾病的诊断、预防与治疗原则

1. 心身疾病的诊断

心身疾病的诊断包括两个方面的诊断:躯体诊断和心理诊断。躯体诊断的方法已见于诊断学,这

里不再重复。某些患者可能有许多躯体症状,而没有相应器官的组织损害。这些躯体症状可能是患者心理问题的躯体化表现。

心理诊断则靠心理检查,心理检查的常用方法是会谈法和心理测查。所涉及的心理方面有:①患者的人格;②患者当前的心理(情绪)状态;③致病的心理社会因素(如生活或工作应激事件)。

2. 心身疾病的预防

心身疾病是多种心理、社会和生物学因素相互作用的产物。心身疾病的预防不能只着眼于生物学因素,而应从更广泛的方面设计预防方案和具体措施,才能收到好的效果。

以冠心病为例,其危险因素可分为生物学和心理社会两大类。生物学因素主要有遗传倾向、高血压、糖尿病、血脂异常、肥胖、年龄和性别等;心理社会因素有生活变故、性格特点、行为类型、生活方式与习惯(如吸烟、不爱体力活动、多食和喜食动物脑等富含胆固醇的食物)等。一个人若总是对自己或社会有过高的要求和期望值,而又无力完成时,就很容易经常发生心理应激,如不能有效地控制或消除,则避免不了心身疾病的发生。一个人的情绪活动特征直接受到人的个性心理特征的影响,培养健全的人格是预防心身疾病的重要内容之一。

心身疾病的治疗

心身疾病的治疗要兼顾到患者的生物学和心理社会诸方面。一方面要采用有效的生物医学手段在身体水平上处理实在的病理过程,另一方面必须在心理和社会水平上加以干预或治疗。

心理和社会水平上的干预、治疗,主要围绕三个目标:①努力帮助患者从客观上消除致病的心理社会因素,例如消除应激源;②提高患者对应激的认识水平,增强患者的应对能力;③努力矫正由应激引起的生理反应,以减轻其对身体器官的冲击。具体方法如下:

当患者负性情绪水平很高或已维持很长时间,认知能力很差时,可以选用某些改善情绪的药物来控制过度的心理生理反应。当患者的情绪通过药物作用变得较为平稳后,他们接受医师所给予的正确的思维和应对方式、主动纠正自己原来的认知偏差的能力也会明显提高。

心理治疗的方法很多,如精神分析法、认知疗法、行为疗法等。治疗的目的在于影响患者的人格、应对方式和情绪。行为治疗,包括自我调整技术和生物反馈技术,可以帮助患者靠自我意识调整身体内部器官系统的功能活动,使过度紧张已达到异常水平的生理活动降低下来。

 笔记

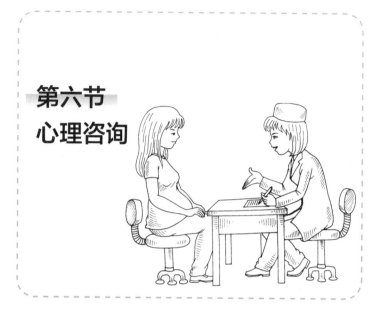

第六节 心理咨询

一、心理咨询概述

（一）心理咨询的概念

心理咨询（psychological counseling）是给来访者以心理上的指导和帮助的过程。通过心理咨询，心理学家能够帮助来访者解决心理上的疑难问题，解脱心理上的苦恼，改善人际关系，提高应对各种事物的能力，从而促进主动调节与适应环境的能力，促进身心健康的发展。

（二）心理咨询的功能

 1. 缓解紧张、焦虑、抑郁等负面情绪

随着社会进步和科技发展，人们的生活节奏日益加快，在心身和社会活动方面的负荷也越趋繁重，从而导致紧张、焦虑、抑郁、压力，心理咨询可以提供一个空间，让来访者能够缓解自己的紧张和压力。

 2. 提高人际交往能力

很多人出现心理的困扰是在于人际关系的问题，心理咨询可以帮助来访者了解自己的人际交往风格给自己带来的正面和负面的影响，促进人际能力的提升。

 3. 促进自我成长

心理咨询可以帮助来访者有能力面对个人发展中的问题，促进其人格完善。

 4. 心理问题的评估与鉴别

心理咨询师在进行心理评估之后，可以对来访者的心理问题进行基本的鉴别，若存在心理障碍和精神疾病的可能性，会及时转介，帮助来访者得到及时的咨询。

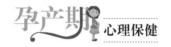

（三）心理咨询的原则

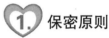

1. 保密原则

只要没有伤害他人及自己生命安全的危险,咨询师会为来访者保密,让来访者感到安全和信任。

2. 无条件积极关注原则

对于来访者的生活经历、态度和价值观,咨询师都给予接纳和积极的关注,以使来访者感受到自己被关注、被重视,以及发现自己的优势和能力。

3. 助人自助的原则

咨询师的咨询过程是帮助来访者了解自己的问题症结,并自己找出解决问题的方法。

（四）心理咨询的方式

1. 门诊心理咨询

当前在很多综合医院、精神卫生中心和卫生保健部门都设有心理咨询门诊,在高校也会设有心理咨询中心,一般是一对一地进行面谈,通常是每次50分钟,这种咨询常持续几周甚至数月,由于咨询较深入,效果通常较好。

电话心理咨询

电话咨询多为那些处于急性情绪危象、濒于精神崩溃或企图自杀的人而设置的。一般电话心理咨询都是由专业心理工作人员承担,设为热线电话,24小时均有人值班,接到电话呼救后,立即派出人员处理急性情绪危象,制止自杀。对一些不愿面谈的来访者,通过电话咨询也比较方便。目前,在国内许多城市都已设立了一些热线电话用于电话心理咨询。

 网络心理咨询

通过互联网进行心理咨询可以突破地域的限制,还可以利用网络的软件程序进行心理评估与测量,并且记录方便,有利于深入分析求助者的问题。网络心理咨询目前越来越成为一些跨区域咨询的主要方式。

(五)心理咨询的手段

 宣泄

指来访者将其郁积已久的负性情绪、人际烦恼与问题行为倾诉给咨询师的过程。这是一种发泄痛苦的形式,可给人以心情的放松和精神的解脱。因此,宣泄是咨询师帮助来访者缓解情绪和压力的重要途径之一。

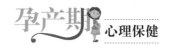

2. 领悟

指来访者在咨询师的帮助下,全面深刻地认识其心理不适与行为偏差的过程。它常伴有深刻的认识飞跃,使来访者改变某些偏见与消极的行为方式,防止和减弱不良情绪对心身的危害,得以积极地协调自我与环境的关系。因此,领悟是来访者克服心理不适与障碍的关键。

3. 增强自我管理

增强自我管理可使来访者摆脱某种不良情绪状态与行为方式对自我的束缚,获得自我胜任感,消除自我意识中的混乱与偏差,进而有效地控制心理失常及变态行为的发展,从而获得内心的和谐。

4. 增强自信心

自信心能使来访者战胜恶劣心境,摆脱情绪不良的影响,并积极面对生活矛盾,以乐观的态度对待人生。自信心的获得还能使来访者重建合理的自我认知,保持良好的情绪状态,以更有效地应付生活中的忧愁和烦恼。此外,自信心也是一个人不断地走向心理成熟的表现。因此,增强自信心也是心理咨询中的重要目标。

二、心理咨询的基本过程

若把心理咨询作为一个解决问题的过程来看待,则心理咨询符合一般的问题解决模式,即包含了发现问题、分析问题、提出假设、检验假设等过程要素。

 问题探索阶段

这一阶段是初始阶段,其主要工作是:

(1)建立良好的咨询关系:良好的信任的咨询关系是心理咨询成功的关键因素。咨询师的倾听、回应和共情技巧是十分必要的。

(2)收集资料:进一步了解与核实来访者的问题,尤其是来访者的心理社会背景,查清问题的来龙去脉,评定症状的严重程度。

(3)巩固求助动机:树立对心理咨询的信心,使其渴望心理咨询的帮助,是心理咨询成功的关键。咨询师应对心理咨询的目的、意义、方法与效果进行适当的解释,以鼓舞来访者的信心。

 分析认识阶段

任何心理咨询都需要确定目标,并制订相应计划和策略。要做到这一点,必须详尽地掌握可靠的材料,经过分析比较,找出关键问题。为了帮助来访者分析和认识问题,常用的方法有:询问,提出问题要求来访者自我解释,对来访者的述说进行准确澄清、解释等。咨询的目标要协商确定,借此可以调动来访者的自主性。

3. 行动阶段

这一阶段是心理咨询中起效阶段。在这一阶段,咨询师根据诊断和方案,以一种或数种咨询理论为指导,通过分析、解释、指导、训练等方式来影响来访者。来访者积极参与这一活动,产生出理解、领悟、模仿、学习新的认识方式和行为方式,向目标方向取得积极的改变。

4. 结束巩固阶段

经过行动阶段之后取得的疗效需继续巩固,要确定继续训练的目标,布置合适的练习任务或家庭作业,鼓励来访者将已学得的经验或应对技巧不断付诸实践。如果来访者的症状减轻,认知、情绪和行为有了一定的改善,来访者和咨询师都认为咨询可以先告一段落,那么就可以终止咨询,对咨询的效果进行适当的评估,并对来访者今后的生活进行适当的指导。

笔记

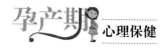

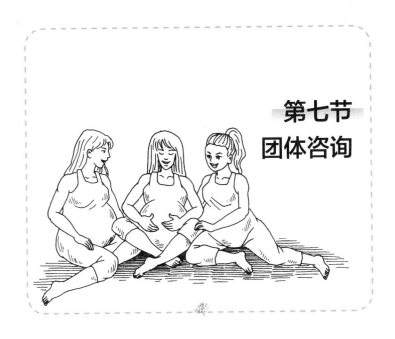

第七节 团体咨询

一、团体咨询的定义

团体咨询是通过团体内人际交互作用,促使个体在交往中通过观察、学习、体验,认识自我、探讨自我、接纳自我,调整改善与他人的关系,学习新的态度与行为方式,以发展良好适应的助人过程。自20世纪90年代以来,团体心理咨询与咨询对于处理人际关系问题、社会适应问题和多种心理困扰都是一种比较有效的方法,在教育、医疗卫生、军队、企业人员培训等领域得到较广范围的应用。

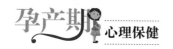

二、团体咨询的有效因素

有研究显示，团体之所以产生效果，是基于以下一些因素：

 成员间的情感支持

成员间的情感支持能让团体成员感到被他人接受与容纳。一个人若感到不被家人、朋友或他人所接受与容纳，会产生孤独、无价值等感受。而在团体中当参与者感到自己被团体里的成员接受，感到自己是团体里的一分子的时候，会增强自我的正性情感。

成员之间因为彼此的相似性也能感到亲近和希望。在参加团体咨询以前，许多来访者往往把自己的问题看得过于严重和独特，以为只有自己才这么痛苦，因此会觉得孤独无望，而在团体咨询时，通过成员之间的彼此分享，尤其是听到别人的问题与自己相同或相似时，便不会觉得孤单无助，因为可以和成员一起面对共同的困难和问题。

群体的相互学习

成员之间可以交流信息与经验。团体是传达信息的媒介和形式，通过成员间的交往，可增进个体的内省力、自我理解水平和交往能力。通过角色变换，可看到别人眼中的自己，并可提高自我表达能力，增加对他人的知觉敏感性,学习如何解决冲突,可以通过团体了解自己的社会行为。

群体中利于模仿他人的适应性行为。成员间不仅可以交流彼此的经验,还可直接观察并模仿别人的适应性行为,包括如何表达感受、如何接纳或拒绝,如何帮助人等。这种观察与学习也包括模仿团体带领者的行为。

3. 体察并矫正原生家庭的经验与情感

原生家庭经验是指每个人在自己小时候所体验的家庭关系。因为家庭是个体最早期体验的群体,称为"原生"的群体经验。由于人与人所经历的家庭不同,每个人都有不同的原本群体经验。有些人受到父母温暖的照顾,经历充满情感与喜爱的家庭关系;有些人却被遗弃、欺负或虐待,存留下来不敢回想或怨恨的过去。那些心情不稳定或有心理困难的人,往往有不良的原生家庭经验。在团体中,成员有机会体察原生家庭对自己的影响,并有机会尝试去矫正家庭带给自己的负性影响。

三、团体咨询的基本形式及过程

(一) 团体的基本形式

团体咨询一般以小组聚会的形式组织,可每周一次,每次时间约 1.5~2 小时,咨询次数可视来访者的问题和具体情况而定,一般 6 至 10 次左右。在团体咨询期间,团体成员就大家所共同关心的问题进行讨论,观察和分析有关自己和他人的心理与行为反应、情感体验和人际关系,从而使自己的行为得以改善。

团体心理咨询的主要特色在于随着时间的进展,成员之间形成一种亲近、合作、相互帮助和支持的关系和气氛。这种关系为每一位来访者提供了一种与其他成员相互作用的机会,使他们尝试以另一种角度来面对生活,通过观察别人的问题而对自己的问题有更深刻的认识,并在别人的帮助下解决自己的问题,这一点在个别心理咨询中是难以做到的。

心理咨询或咨询团体可以依据团体目标、成员特点、领导者理论背景、时间、地点等特点来分类。从组织形式角度来讲,团体心理咨询和咨询可以分为结构性与非结构性团体,封闭性和开放性团体。

1. 结构性与非结构性团体

结构性团体是以解决某个具体问题为特征的团体,一般会有明确的时间设置、持续时间、每次团体活动都有具体的计划、按步骤进行。团体的目标明确。

非结构性团体一般没有明确的需要解决的具体问题,会针对成员在团体中出现的情绪、行为或反应来开展工作,每次团体活动都不是按照计划,而是按照成员的发展阶段来决定。

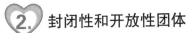

2. 封闭性和开放性团体

封闭性团体是指在团体建设之初,团体成员的人数就固定下来,不再增加新的成员,但可以允许成员脱落。团体的所有活动都是这些固定人数的成员共同参加和经历,通常封闭性团体的稳定性和连续性都比较好,凝聚力也较强,团体效果较好。

开放性团体主要是指允许新的团体成员在活动期间加入进来,既可以替代那些离开的成员,也可以只作为新成员加入。该类团体由于人员的变动,新成员的加入会减缓或者改变团体发展的进程,团体要处理新成员融入整体、老成员之间动力关系改变等问题,从而可能会降低小组效率。

(二) 团体的四个基本阶段

虽然各种团体咨询所依据的理论不同,但从总体上看,多数团体咨询工作都经历以下四个阶段。

1. 准备阶段

这一阶段主要是团体咨询前的准备工作。团体咨询者根据自己所持的理论确定团体咨询的性质和目的,选择适合参加团体的对象。团体一般是在6-10人左右,也有十几人,或多达几十人的团体。

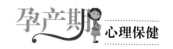

2. 关系形成阶段

这一阶段的工作从团体的第一次聚会开始,咨询者的主要任务是让各个成员对彼此的情况有所了解,努力促使大家形成一种适合团体工作发展的关系和气氛,同时使他们对团体的结构和性质有一定的认识。

3. 工作阶段

这一阶段的工作是整个团体咨询的重心。在此阶段,各个成员通过团体获取其他成员所提供的接受、支持、希望,以及各种有关信息和资料,发现和体验到自己与他人的相同点;在互助的气氛中去帮助别人,通过与其他成员的相互反馈来进行彼此的仿效与学习,通过自己的实际经验和享受到的团体各成员之间的凝聚力,成员就会在这种互助的过程中获得进步和成长。

4. 结束阶段

在团体咨询即将结束前,团体带领者会和团体成员一起总结团体的工作,组织讨论,内容主要涉及每位成员都有哪些收获,原来不适的情绪或行为反应有哪些改善,人际交往的能力是否有提高,还存在哪些未解决的问题,以及如何在实际生活中加以改变等问题。这种总结式的讨论往往能强化成员在团体中所获得的积极的团体经验,并帮助他们在咨询后能够更好地适应现实生活。

笔记

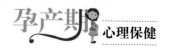

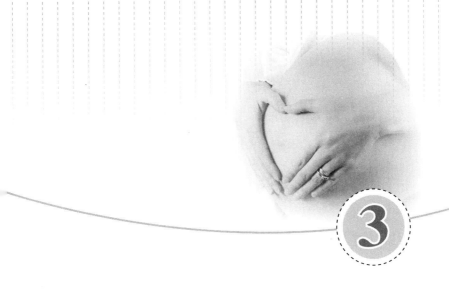

第三章
精神状态的量表评估

精神科评定量表(Psychiatric Rating Scale)是用规范化的方法来量化患者情况的一类测量工具,它借鉴了心理测验的基本理论和方法。自20世纪50年代以来,已广泛应用于精神科临床和研究。我国自80年代初起开始引进,发展迅速。

精神科评定量表的种类繁多,大致可归纳成3类:一是症状量表,用以评定某类疾病症状的严重程度。这是精神科量表中种类最多,用得最普遍的一类,也是本节介绍的重点内容。二是诊断量表,用于诊断或鉴别诊断。有用于特定疾病的诊断和鉴别诊断的,也有与特定的分类诊断系统配套的。三是用于特定目的的特殊量表,如副作用量表,用以评定精神药物副作用的严重程度;社会功能缺损量表,用以评定患者的社会适应功能缺陷程度。

本教程主要介绍症状量表。有一点必须强调,即症状量表只是评定某类疾病或某组精神症状严重程度的工具。它并不是评定全部精神症状,也不能用来诊断疾病。尽管症状量表应用最多,影响最广,但它只是精神科评定量表中的一类,两者概念不可混淆。不可用症状量表作诊断。

一、症状量表的基本知识

临床医师在日常工作中,经常把具体的患者和同类患者比较从而对该患者病情的严重程度作出判断。只是这类比较或判断是经验式的,因而同一个医师在不同的时间,或不同的医师对同一个患者,会做出不尽相同的判断。所以,使用症状量表,可将临床医师的判断经验,加以标准化或规格化,并作出具体明确的规定,评定者便可以按照规定,评定精神症状的严重程度。

症状量表,还可进一步分为若干种类。如按评定内容,可分为对病情作出总的估价的大体评定量表,和评定某组症状的症状(分项)量表;若以评定方式来分,则可以分为由受检者自行评定的自评量表,以及由检查者评定的检查量表和观察量表;按照所评定的病种或症状分,则有躁狂量表、抑郁量表和焦虑量表等等;还可根据评定对象,分为成人用量表、儿童用量表或老人用量表等。

除大体评定量表外,症状量表一般包括:名称、项目、项目定义、分级和分级的划分标准。症状量表的质量,主要是以信度和效度作为指标。

 1. 信度(reliability)

又称可靠性,是指量表本身的稳定性和可重复性。

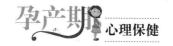

一般是以联合检查法(检查者 - 观察者法)来检验的，即由 2 名或多名评定员，同时检查患者，然后分别独立评分。最后比较评分结果，统计和分析各评定员间评分的一致性和相关性。得到的 Kappa 值或相关系数，称为联合检查的信度系数。另一检验方法为检查 - 再检查法(重测法)，即在相隔不长的时间内，对同一组患者，作再次评定，比较两次评定结果。检查 - 再检查法，常受患者症状变化的影响，因而其应用有一定限制。

此外，还有些检验量表信度的手段，如单项分和总分的相关，反映各单项间相关性的内部一致性，改变单项顺序的替换格式信度，以及将各单项按奇偶数分成两半的劈半相关等。

2. 效度

效度(validity)又称真实性，是指症状量表评定结果能否真实地、良好地反映病情的严重程度。常取经验效度和平行效度法检验。经验效度法，是和临床的经验判断比较；而平行效度法，则为和公认的标准量表或大体评定量表的评定结果相比较。其结果常以相关系数来表示，称为效度系数。

除上述以外，效度检验的方法还有以量表内容的深度和广度来分析的表面效度或内容效度，以及用多因子方法来分析量表构成的结构效度等。

除了信度和效度以外，还要考虑量表的可接受性和可行性。特别是引进国外量表时，由于文化背景的不同,必须权衡量表的内容是否符合我国的文化和习惯,是否适合我国的国情,是否能为评定者和被评定者所接受采纳,是否会影响评定者和被评定者间的关系等。如有必要,应作修改、删减和补充。如许多自评量表,为了避免心理诱导,掺入了若干反向评定题。但在实际应用中发现,反向评定的方法,和我国的文化及应答方式很不适应,易致误解及错误回答,反而造成评定结果的不准确。改成正向评定题后,便合适得多,效度也明显提高。

量表检查的结果指标主要有单项分,因子分和总分。此外还有一些指标如 SCL-90 的阳性项目数及阳性项目均分,用以反映受检者症状的多寡,以及症状严重度概况;又如 NOSIE 的消极因子、积极因子及病情总估计等,均有特定的加权和计算方法,在各量表的应有手册中,都有具体说明。

从测验中直接获得的分数,称为原始分或粗分(raw score)。很多情况下,原始分本身并不具有多大的意义,我们必须有可供比较的分数标准。这种供比较的标准量数便是常模(norm),由标准化样本测试结果计算而来。

二、量表的选择

量表种类很多,应用时有一个如何选择的问题。选择时,有三个基本原则:

1. 根据病种及实际目的选择

例如,评定的对象是一般的精神分裂症,宜选择 BPRS 之类。如果是慢性的精神分裂症,则宜选择阴性量表(SANS)之类更能反映病情。

2. 如果有多种量表可供挑选,应选信度和效度较高的量表

为了便于类比,一般宜选较常用者。如抑郁症状的评定,一般可选 HAMD,因为这一量表经过相当长时间的考验,国际上通用,具有较好的信度和效度。

3. 要注意量表的配伍

如自评量表和检查量表的搭配,或者是选用一种症状(分项)量表和一种大体评定量表,或者是评估基本症状与评估特定症状的量表结合,这样可以取得更全面的资料。

三、量表介绍

1. 患者健康问卷

患者健康问卷(Primary Health Questionnaire,PHQ-9)主要用于评估是否存在抑郁症状及其严重程度。顾名思义,共有 9 个条目,用以了解患者在过去 2 个星期,

有多少时间受到包括兴趣缺乏、心情低落等9个问题所困扰。这9个问题完全根据DSM-Ⅳ关于抑郁障碍的诊断标准制定。患者的回答选项"完全不会"、"几天"、"一半以上的日子"和"几乎每天"分别相对应0、1、2、3分值。PHQ-9总分值范围为0~27分（见表3-1）。

表 3-1　PHQ-9

最近2个星期里,您有多少时间受到以下任何问题的困扰?	完全不会	几天	一半以上的日子	几乎每天
1. 做事时提不起劲或只有少许乐趣	0	1	2	3
2. 感到心情低落、沮丧或绝望	0	1	2	3
3. 入睡困难、很难熟睡或睡太多	0	1	2	3
4. 感觉疲劳或无精打采	0	1	2	3
5. 胃口不好或吃太多	0	1	2	3
6. 觉得自己很糟,或觉得自己很失败,或让自己或家人失望	0	1	2	3
7. 很难集中精神做事,例如看报纸或看电视	0	1	2	3
8. 动作或说话速度缓慢到别人可察觉到的程度?或正好相反——您烦躁或坐立不安,动来动去的情况远比平常多	0	1	2	3

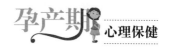

续表

最近2个星期里,您有多少时间受到以下任何问题的困扰?	完全不会	几天	一半以上的日子	几乎每天
9. 有不如死掉或用某种方式伤害自己的念头	0	1	2	3
如果存在以上任何一个问题,这些问题在您工作、照顾家庭事务,或与他人相处上造成了多大的困难?	毫无困难 0	有点困难 1	非常困难 2	极度困难 3

如表 3-2 所列,分值 5、10、15、20 分别相对应代表"轻度"、"中度"、"中重度"、"重度抑郁"分界值。中文版在中医和综合医院门诊患者、社区卫生服务中心对象和农村社区老年人中均获得很好的内部一致性和重测信度,筛查抑郁的敏感度和特异度非常好。也有在高危儿父母中的应用报告。

表 3-2　根据 PHQ-9 和 GAD-7 判断焦虑抑郁的严重程度

PHQ-9 计分	抑郁 严重度	GAD-7 计分	焦虑 严重度
0~4	无或轻微	0~4	无或轻微
5~9	轻度	5~9	轻度
10~14	中度	10~14	中度
15~19	中重度	15~21	重度
20~27	重度		

2. 广泛性焦虑量表

广泛性焦虑量表（General Anxiety Disorder，GAD-7）主要用于筛查焦虑症状，并可判断焦虑的严重程度。它有 7 个条目，用以了解患者在过去 2 个星期，有多少时间受到包括感觉紧张、担忧等 7 个问题的困扰。患者的回答选项"完全不会"、"几天"、"一半以上的日子"和"几乎每天"分别相对应 0、1、2、3 分值，见表 3-3。

表 3-3 GAD-7

最近 2 个星期里，您有多少时间受到以下任何问题的困扰？	完全不会	几天	一半以上的日子	几乎每天
1. 感觉紧张，焦虑或急切	0	1	2	3
2. 不能够停止或控制担忧	0	1	2	3
3. 对各种各样的事情担忧过多	0	1	2	3
4. 很难放松下来	0	1	2	3
5. 由于不安而无法静坐	0	1	2	3
6. 变得容易烦恼或急躁	0	1	2	3
7. 感到害怕，似乎将有可怕的事情发生	0	1	2	3
如果存在以上任何一个问题，这些问题在您工作、照顾家庭事务，或与他人相处上造成了多大的困难？	毫无困难 0	有点困难 1	非常困难 2	极度困难 3

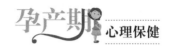

GAD-7 总分值范围为 0~21 分。分值 5、10、15 分别相对应代表"轻度"、"中度"、"重度"焦虑程度分界值（表 3-2）。同 PHQ-9 一样，中文版在中医和综合医院门诊患者中表现出良好的心理学测量性能，也有应用于高危儿父母评估的报告。

3. 爱丁堡产后抑郁量表

爱丁堡产后抑郁量表（Edinburgh Postnatal Depression Scale, EPDS）由 Cox 等于 1987 年编制。属于疾病专属量表。为自评量表，专门用于评估产后妇女的抑郁情绪。评定时间框架为最近一周。包含内疚感、睡眠障碍、精力下降、快感缺失和自杀观念等 10 个条目。按 1~4 级评分。10 个项目分值的总和为总分。目前国内多将总分为 9 分作为筛查产后抑郁症患者的临界值，总分≥13 分者可诊断为产后抑郁症。在国内妇产科有广泛使用。国内外报告虽为产后抑郁量表，也可用于评估产前抑郁。

表 3-4 EPDS

请圈出近 7 天来您最接近的感觉，而不只是您今天的感觉。

E1 我能够笑得起来和看到事情有趣的一面	0 像过去一样多 1 不那么多 2 肯定没那么多 3 根本没有了
E2 我看待事物的乐趣与过去一样多	0 像过去一样多 1 不那么多

	2	肯定没那么多
	3	几乎没有了
E3 当事情做错时,我过分责备自己	3	多数时间是这样
	2	有时是这样
	1	很少是这样
	0	从来不这样
E4 我无缘无故地焦虑和担心	0	从来没有
	1	几乎没有
	2	有时是这样
	3	经常是这样
E5 我感到无原因的害怕和恐惧	3	经常是这样
	2	有时是这样
	1	很少是这样
	0	从来没有
E6 事情压在我头上	3	绝大多数时候我不能应付
	2	有时不能像平时那样处理好
	1	多数时候能处理好
	0	和平时一样处理的很好
E7 我很不愉快而睡眠困难	3	多数时间是这样
	2	有时是这样
	1	很少是这样
	0	从来没有
E8 我感到伤心悲惨	3	绝大多数时候
	2	经常
	1	有时
	0	从来没有
E9 我不愉快而哭泣	3	绝大多数时候
	2	经常
	1	偶然有
	0	从来没有

第三章 精神状态的量表评估

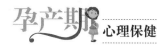
续表

E10 我有伤害自己的想法	3	是的,非常普遍
	2	有时候有
	1	几乎没有
	0	从来没有

E 合计_____(可交给工作人员合计)

 4. 抑郁自评量表(SDS)

抑郁自评量表(Self-Rating Depression Scale,SDS)由 Zung 编制于 1965 年,为美国教育卫生福利部推荐的用于精神药理学研究的量表之一,因使用简便,能有效地反映抑郁状态的有关症状及其严重程度的变化,有良好的效度,应用颇广。

适用对象和使用者:SDS 的使用对象是有抑郁症状的成年人,特别适合于药理学研究中评定治疗前后的变化以及在综合医院中发现抑郁症患者。该量表为自评量表,由受试者自己填写。

评定方法:该量表由受试者自行填写完成。与所有自评量表一样,填表前一定要请受试者阅读说明,把整个量表的填写方法及每条问题和分级的涵义都弄明白,然后根据指导语和自己的体验或实际情况,做出独立的、不受他人影响的回答,并圈录在记录纸上。必须强调时间范围为最近一周。

若受试者因文化程度或视力原因,无法自行完成,可由测试者逐条念给他听,以中性的,不带任何暗示或偏向的方式把问题的本意告诉他,让其独立评定。

一次评定约需时 10 分钟。评定结束时,应仔细检查一下有无漏评或重复评定。要让调查对象理解反向评分的各题,SAS 有 10 项反向项目,如不能理解会直接影响统计结果。为避免这类理解与填写错误,可将这些问题逐项改正为正向评分,具体改动例如第 2 条我觉得一天中早晨最差,第 5 条我吃得比平常少等。

结果分析和常模:SDS 的主要统计指标是总分,但要经过一次转换,并非单纯相加。换算方式为:把 20 个项目的各项分数相加即得到总粗分 X,然后乘以 1.25 后取其积的整数部分即得标准总分 Y。Y=in+(1.25X),也可通过查表转换,见表 3-5。

表 3-5 粗分 - 标准分换算表

粗分	标准分	粗分	标准分	粗分	标准分
20	25	30	38	40	50
21	26	31	39	41	51
22	28	32	40	42	53
23	29	33	41	43	54
24	30	34	43	44	55
25	31	35	44	45	56
26	33	36	45	46	58
27	34	37	46	47	59
28	35	38	48	48	60
29	36	39	49	49	61

续表

粗分	标准分	粗分	标准分	粗分	标准分
50	63	61	76	72	90
51	64	62	78	73	91
52	65	63	79	74	93
53	66	64	80	75	94
54	68	65	81	76	95
55	69	66	83	77	96
56	70	67	84	78	98
57	71	68	85	79	99
58	73	69	86	80	100
59	74	70	88		
60	75	71	89		

其次是抑郁严重度指数:各条目累计分÷80(最高总分)。临床使用时可采用抑郁严重指数(范围0.25~1.0)来反映被测者的抑郁程度,指数越高,抑郁程度越重。抑郁程度判断方法为无抑郁:指数<0.50;轻度抑郁:指数0.51~0.59;中度抑郁:指数0.60~0.69;重度抑郁:指数≥0.70。

表3-6 抑郁自评量表(SDS)

说明:下面有二十条文字,请仔细阅读每一条,把意思弄明白。然后根据您最近一星期的实际情况,在适当的方格里划一个钩√,SDS按症状出现的频度分4个等级:没有或很少时间;少部分时间;相当多时间;绝大部分或全部时间。其中,10项是负性陈述的,为正向评分题,依次评为1、2、3、4分;另10题(带*号的第2、5、8、11、12、14、16、17、18、20题)

是正性陈述的,为反向评分题,即评为 4、3、2、1。分数分布范围为 20~80 分。

	没有或很少时间	小部分时间	相当多时间	绝大部分或全部时间	工作人员评定
1. 觉得闷闷不乐,情绪低沉	☐	☐	☐	☐	☐
2. 觉得一天中早晨最好	☐	☐	☐	☐	☐
3. 一阵阵哭出来或觉得想哭	☐	☐	☐	☐	☐
4. 晚上睡眠不好	☐	☐	☐	☐	☐
5. 吃得和平常一样多	☐	☐	☐	☐	☐
6. 与异性密切接触时和以往一样感到愉快	☐	☐	☐	☐	☐
7. 发觉自己的体重在下降	☐	☐	☐	☐	☐
8. 有便秘的苦恼	☐	☐	☐	☐	☐
9. 心跳比平常快	☐	☐	☐	☐	☐
10. 无缘无故地感到疲乏	☐	☐	☐	☐	☐
11. 我的头脑和平常一样清楚	☐	☐	☐	☐	☐
12. 感到经常做的事情并没有困难	☐	☐	☐	☐	☐
13. 觉得不安而平静不下来	☐	☐	☐	☐	☐

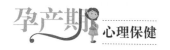

续表

	没有或很少时间	小部分时间	相当多时间	绝大部分或全部时间	工作人员评定
14. 对将来抱有希望	☐	☐	☐	☐	☐
15. 比平常容易生气激动	☐	☐	☐	☐	☐
16. 觉得做出决定是容易的	☐	☐	☐	☐	☐
17. 觉得自己是个有用的人,有人需要	☐	☐	☐	☐	☐
18. 感到生活过得很有意思	☐	☐	☐	☐	☐
19. 认为如果自己死了,别人会生活得好	☐	☐	☐	☐	☐
20. 平常感兴趣的事仍然照样感兴趣	☐	☐	☐	☐	☐

总粗分: 　　　　　　　标准分

5. 焦虑自评量表

焦虑自评量表(Self-Rating Anxiety Scale,SAS),由Zung于1971年编制。从量表构造的形式到具体评定方法都与抑郁自评量表(SDS)十分相似。它的效度尚好,能较准确地反映有记录倾向的精神病患者的主观感受,但对各类神经症的鉴别无能为力。

适用对象和使用者:SAS的使用对象是有焦虑症

状的成年人,可作为了解心理咨询门诊患者和神经症患者的焦虑症状的一种工具,也可在综合性医院中评定患者的焦虑程度。

评定方法:该量表由受试者自行填写完成。与所有自评量表一样,填表前一定要请受试者阅读说明,把整个量表的填写方法及每条问题和分级的含义弄明白,然后根据指导语和自己的体验或实际情况,做出独立的、不受他人影响的回答,并圈录在记录纸上。必须强调时间范围为最近一周。

若受试者因文化程度或视力原因,无法自行完成,可由测试者逐条念给他听,以中性的、不带任何暗示和偏向的方式把问题的本意告诉他,让其独立做出评定。

一次评定约需时 10 分钟。评定结束时,应仔细检查一下有无漏评或重复评定。

要让调查对象理解反向评分的各题,SAS 有 5 项反向项目,如不能理解会直接影响统计结果。为避免这类理解与填写错误,可将这些问题逐项改正为正向评分。具体改动如:第 5 条我觉得一切都不好,将会发生什么不幸。第 9 条我觉得心烦意乱,难以平静地坐着。

结果分析和常模:SAS 的主要统计指标为总分。将各项得分相加得总粗分,经过公式转换:Y=in+(1.25X),即用粗分乘以 1.25 后取其整数部分,就得到标准总分(index score,Y)。也可通过查表 3-1(粗

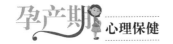
分 - 标准分换算表) 转换。按照中国常模结果, SAS 标准分的分界值为 53 分, 其中 53~62 分为轻度焦虑, 63~72 分为中度焦虑, 73 分以上为重度焦虑。

量表协作组对中国正常人 1158 例 SAS 评定结果, 15 项正向评分题的单分均值为 1.29 ± 0.98; 反向 5 个项目均分 2.08 ± 1.71, 20 项总粗分均值 29.78 ± 10.07。总粗分的正常上限为 40 分, 标准总分为 50 分。略高于国外的 30 分和 38 分。

表 3-7 焦虑自评量表 (SAS)

填表注意事项: 下面有二十条文字, 请仔细阅读每一条, 把意思弄明白。然后根据您最近一星期的实际情况在适当的方格里划一个钩√, 每一条文字后的四个格, 表示: 没有或很少时间; 小部分时间; 相当多时间; 绝大部分或全部时间。注意 5、9、13、17 和 19 题为反向评分题, 即评为 4、3、2、1 分。

	没有或很少时间	小部分时间	相当多时间	绝大部分或全部时间	工作人员评定
1. 我觉得比平常容易紧张和着急	□	□	□	□	□
2. 我无缘无故地感到害怕	□	□	□	□	□
3. 我容易心里烦乱或觉得惊恐	□	□	□	□	□
4. 我觉得我可能将要发疯	□	□	□	□	□
5. 我觉得一切都好, 也不会发生不幸	□	□	□	□	□

	没有或 很少时 间	小部 分时 间	相当 多时 间	绝大部 分或全 部时间	工作 人员 评定
6. 我手脚发抖打颤	☐	☐	☐	☐	☐
7. 我因为头痛、头颈 痛和背痛而苦恼	☐	☐	☐	☐	☐
8. 我感觉容易衰弱和 疲乏	☐	☐	☐	☐	☐
9. 我觉得心平气和， 并且容易安静坐着	☐	☐	☐	☐	☐
10. 我觉得心跳得很快	☐	☐	☐	☐	☐
11. 我因为一阵阵头 晕而苦恼	☐	☐	☐	☐	☐
12. 我有晕倒发作或 觉得要晕倒似的	☐	☐	☐	☐	☐
13. 我呼气吸气都感 到很容易	☐	☐	☐	☐	☐
14. 我手脚麻木和刺痛	☐	☐	☐	☐	☐
15. 我因为胃痛和消 化不良而苦恼	☐	☐	☐	☐	☐
16. 我常常要小便	☐	☐	☐	☐	☐
17. 我的手常常是干 燥温暖的	☐	☐	☐	☐	☐
18. 我脸红发热	☐	☐	☐	☐	☐
19. 我容易入睡，并且 一夜睡得很好	☐	☐	☐	☐	☐
20. 我做噩梦	☐	☐	☐	☐	☐

总粗分：　　　　　　　　　标准分

6. 90 项症状清单

90 项症状清单(Symptom Checklist 90,SCL-90),又名症状自评量表(Self-Reporting Inventory),是由 Derogatis 根据他编制的 Hopkin 症状清单(HSCL,1973 年)改编的。最初是 58 项的版本,这是在 SCL-90 问世前应用和研究得最广泛的版本,至今仍有人应用。以后发现 HSCL-58 中反映恐怖性焦虑、愤怒、敌对等更严重的精神病理症状的项目不足,因此诞生了 SCL-90。近年,Derogatis 又编制了一个 51 项的文本,称为"简易症状问卷"(Brief Symptom Inventory,BSI)。

SCL-90 内容量大,反映症状丰富,较能准确评估患者自觉症状特点,且有较好的效度,是应用最广的自评量表之一。该量表于 20 世纪 80 年代引入我国。

适用对象和使用者:SCL-90 的适用范围颇广,主要适用于成年的神经症、适应障碍及其他轻性精神障碍患者,不适用于躁狂症和精神分裂症。可应用于:①精神科和心理咨询门诊,作为了解就诊者或咨询者心理卫生问题的一种评定工具;②综合性医院,以了解躯体疾病患者的精神症状;③神经症患者,作为分类工具;④对不同职业群体的心理卫生问题调查,从不同侧面反映各种职业对个体心理健康的影响。

SCL-90是一种自评量表,由评定对象自行填写。

项目和评定标准:本量表共90个项目,包含较广泛的精神症状学内容,从感觉、情感、思维、意识、行为,直至生活习惯、人际关系、饮食睡眠等,均有涉及。内容繁多。它的每一个项目均采取5级评分制:1-无:自觉无该项症状(问题);2-轻度:自觉有该项症状,但对受检者并无实际影响,或影响轻微;3-中度:自觉有该项症状,对受检者有一定影响;4-相当重:自觉常有该项症状,对受检者有相当程度的影响;5-严重:自觉该症状的频度和强度都十分严重,对受检者的影响严重。

这里所指的"影响",包括症状所致的痛苦和烦恼,也包括症状造成的心理社会功能损害。"轻""中""重"的具体定义则应该由自评者自己去体会,不必做硬性规定。

SCL-90没有反向评分项目。

评定方法:该问卷由受试者完成。与所有自评量表一样,填表前一定要把填表方法,项目和不同分级的含义向受试者介绍清楚,然后,由受试者根据指导语和自己的体验或实际情况做出独立的、不受他人影响的回答,并圈录在记录纸上。

受试者一般需具有初中文化水平。若受试者无法自行完成,可由测试者逐条念给他听,并以中性的,不带任何暗示和偏向方式把问题的本意告诉他,并根据评分标准记录他的回答。评定的时间范围是

"现在"或"最近一个星期"。

填写结束后应检查填写是否完整,若有遗漏或重复,应请受试者再考虑评定,以免影响分析的准确性。评定没有时间限制,一次评定约需 20 分钟。

结果分析和常模:

SCL-90 的统计指标主要有以下各项:

(1) 单项分:90 个项目的各自评分值。

(2) 总分:90 个单项分之和。总分能反映病情严重程度,总分变化能反映其病情演变。

(3) 总均分:总分 ÷ 90。

(4) 阳性项目数:单项分 ≥ 2 的项目数,表示患者在多少项目中呈现"有症状"。

(5) 阴性项目数:单项分为 1 的项目数,即 90- 阳性项目数。表示患者"无症状"的项目有多少。

(6) 阳性症状均分:阳性项目总分 ÷ 阳性项目数;另一计算方法为(总分 – 阴性项目数)÷ 阳性项目数。表示患者在所谓阳性项目,即"有症状"项目中的平均得分,反映该患者自我感觉不佳的项目其严重程度究竟介于哪个范围。

(7) 因子分:组成某一因子的各单项分之和 ÷ 组成某一因子的项目数。每一个因子反映患者某一方面症状的情况,可以了解症状分布特点;因子分的变化还可以反映靶症状群的治疗效果。以各因子为横轴,因子分为纵轴,可做出因子廓图,直观反映症状群特点和变化。

SCL-90 共包括 9 个因子：

1）躯体化：由第 1、4、12、27、40、42、48、49、52、53、56 和 58，共 12 项组成。该因子主要反映主观的身体不适感。

2）强迫症状：由第 3、9、10、28、38、45、46、51、55 和 65，共 10 项组成。反映临床上的强迫症状群。

3）人际关系敏感：由第 6、21、34、36、37、41、61、69 和 73，共 9 项组成。主要指某些个人不自在感和自卑感，尤其是在与他人相比较时更突出。

4）抑郁：包括第 5、14、15、20、22、26、29、30、31、32、54、71 和 79，共 13 项。反映与临床上抑郁症状群相联系的广泛的概念。

5）焦虑：包括第 2、17、23、33、39、57、72、78、80 和 86，共 10 个项目。指在临床上明显与焦虑症状相联系的精神症状及体验。

6）敌对：包括第 11、24、63、67、74 和 81，共 6 项。主要从思维、情感及行为三个方面来反映患者的敌对表现。

7）恐怖：包括第 13、25、47、50、70、75 和 82，共 7 项。它与传统恐怖状态或广场恐怖所反映的内容基本一致。

8）偏执：包括第 8、18、43、68、76 和 83，共 6 项。主要是指猜疑和关系妄想等。

9）精神病性：包括第 7、16、35、62、77、84、85、87、88 和 90，共 10 项。其中有幻听、思维播散、被洞悉感

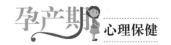

等反映精神分裂样症状项目。

10）其他：19、44、59、60、64、66及89共7个项目，未能归入上述因子。它们主要反映睡眠及饮食情况，我们在有些资料分析中将之归为因子"其他"。

这些统计指标中最常用的是总分与因子分。

量表协作组曾对全国13个地区1388名正常成人的SCL-90进行了分析，主要结果见表3-8。

表 3-8 1388 名中国正常成人的
SCL-90 统计指标结果

统计指标	均分 ± 标准差	因子分	均分 ± 标准差
总分	129.96 ± 38.76	躯体化	1.37 ± 0.48
总均分	1.44 ± 0.43	强迫	1.62 ± 0.58
阳性项目数	24.92 ± 18.41	人际关系	1.65 ± 0.51
阳性症状均分	2.60 ± 0.59	焦虑	1.39 ± 0.43
阴性项目数	65.08 ± 18.33	抑郁	1.50 ± 0.59
		敌对	1.48 ± 0.56
		恐怖	1.23 ± 0.41
		偏执	1.43 ± 0.57
		精神病性	1.29 ± 0.42

1388名中国正常成人的SCL-90统计指标结果中，男（724例），女（664例）。总体而言并无显著差异。仅发现强迫和精神病性两因子，男略高于女，恐怖因子女略高于男，但差别甚微，在实际工作中可忽略性别因素。年龄因素的影响较性别大些，主要是青年组（18~

29岁)各项因子分除躯体化项外,均较其他年龄组高。

量表作者并未提出分界值。按上述常模结果,总分超过160分,或阳性项目数超过43项,或任一因子分超过2分,可考虑筛查阳性,需进一步检查。

表3-9　90项症状清单(SCL-90)

注意:以下表格中列出了有些人可能会有的问题,请仔细阅读每一条,然后根据最近一星期内下述情况影响您的实际感觉,在5个方格中选择一格,划一个钩"√"。

	没有	很轻	中等	偏重	严重
	1	2	3	4	5
1. 头痛	□	□	□	□	□
2. 神经过敏,心中不踏实	□	□	□	□	□
3. 头脑中有不必要的想法或字句盘旋	□	□	□	□	□
4. 头昏或昏倒	□	□	□	□	□
5. 对异性的兴趣减退	□	□	□	□	□
6. 对旁人责备求全	□	□	□	□	□
7. 感到别人能控制您的思想	□	□	□	□	□
8. 责怪别人制造麻烦	□	□	□	□	□
9. 忘性大	□	□	□	□	□
10. 担心自己衣饰的整齐及仪态的端正	□	□	□	□	□
11. 容易烦恼和激动	□	□	□	□	□
12. 胸痛	□	□	□	□	□
13. 害怕空旷的场所或街道	□	□	□	□	□
14. 感到自己的精力下降,活动减慢	□	□	□	□	□

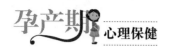

续表

	没有 1	很轻 2	中等 3	偏重 4	严重 5
15. 想结束自己的生命	☐	☐	☐	☐	☐
16. 听到旁人听不到的声音	☐	☐	☐	☐	☐
17. 发抖	☐	☐	☐	☐	☐
18. 感到大多数人都不可信任	☐	☐	☐	☐	☐
19. 胃口不好	☐	☐	☐	☐	☐
20. 容易哭泣	☐	☐	☐	☐	☐
21. 同异性相处时感害羞不自在	☐	☐	☐	☐	☐
22. 感到受骗,中了圈套或有人想抓住您	☐	☐	☐	☐	☐
23. 无缘无故地突然感到害怕	☐	☐	☐	☐	☐
24. 自己不能控制地大发脾气	☐	☐	☐	☐	☐
25. 怕单独出门	☐	☐	☐	☐	☐
26. 经常责怪自己	☐	☐	☐	☐	☐
27. 腰痛	☐	☐	☐	☐	☐
28. 感到难以完成任务	☐	☐	☐	☐	☐
29. 感到孤独	☐	☐	☐	☐	☐
30. 感到苦闷	☐	☐	☐	☐	☐
31. 过分担忧	☐	☐	☐	☐	☐
32. 对事物不感兴趣	☐	☐	☐	☐	☐
33. 感到害怕	☐	☐	☐	☐	☐
34. 我的感情容易受到伤害	☐	☐	☐	☐	☐
35. 旁人能知道您的私下想法	☐	☐	☐	☐	☐
36. 感到别人不理解您,不同情您	☐	☐	☐	☐	☐

	没有	很轻	中等	偏重	严重
	1	2	3	4	5
37. 感到人们对您不友好,不喜欢您	☐	☐	☐	☐	☐
38. 做事必须做得很慢以保证做得正确	☐	☐	☐	☐	☐
39. 心跳得很厉害	☐	☐	☐	☐	☐
40. 恶心或胃部不舒服	☐	☐	☐	☐	☐
41. 感到比不上他人	☐	☐	☐	☐	☐
42. 肌肉酸痛	☐	☐	☐	☐	☐
43. 感到有人监视您,谈论您	☐	☐	☐	☐	☐
44. 难以入睡	☐	☐	☐	☐	☐
45. 做事必须反复检查	☐	☐	☐	☐	☐
46. 难以作出决定	☐	☐	☐	☐	☐
47. 怕乘电车,公共汽车,地铁或火车	☐	☐	☐	☐	☐
48. 呼吸有困难	☐	☐	☐	☐	☐
49. 一阵阵发冷或发热	☐	☐	☐	☐	☐
50. 因为感到害怕而避开某些东西,场合或活动	☐	☐	☐	☐	☐
51. 脑子变空了	☐	☐	☐	☐	☐
52. 身体发麻或刺痛	☐	☐	☐	☐	☐
53. 喉咙有梗塞感	☐	☐	☐	☐	☐
54. 感到没有前途没有希望	☐	☐	☐	☐	☐
55. 不能集中注意	☐	☐	☐	☐	☐
56. 感到身体某一部分软弱无力	☐	☐	☐	☐	☐

第三章 精神状态的量表评估

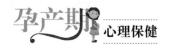
续表

	没有	很轻	中等	偏重	严重
	1	2	3	4	5
57. 感到紧张或容易紧张	☐	☐	☐	☐	☐
58. 感到手或脚发重	☐	☐	☐	☐	☐
59. 想到死亡的事	☐	☐	☐	☐	☐
60. 吃得太多	☐	☐	☐	☐	☐
61. 当别人看着您或谈论您时感到不自在	☐	☐	☐	☐	☐
62. 有些不属于您自己的想法	☐	☐	☐	☐	☐
63. 有想打人或伤害他人的冲动	☐	☐	☐	☐	☐
64. 醒得太早	☐	☐	☐	☐	☐
65. 必须反复洗手,点数目或触摸某些东西	☐	☐	☐	☐	☐
66. 睡得不稳不深	☐	☐	☐	☐	☐
67. 有想摔坏或破坏东西的冲动	☐	☐	☐	☐	☐
68. 有一些别人没有的想法或念头	☐	☐	☐	☐	☐
69. 感到对别人神经过敏	☐	☐	☐	☐	☐
70. 在商店或电影院等人多的地方感到不自在	☐	☐	☐	☐	☐
71. 感到任何事情都很困难	☐	☐	☐	☐	☐
72. 一阵阵恐惧或惊恐	☐	☐	☐	☐	☐
73. 感到在公共场合吃东西很不舒服	☐	☐	☐	☐	☐
74. 经常与人争论	☐	☐	☐	☐	☐
75. 单独一人时神经很紧张	☐	☐	☐	☐	☐
76. 别人对您的成绩没有做出恰当的评价	☐	☐	☐	☐	☐

	没有	很轻	中等	偏重	严重
	1	2	3	4	5
77. 即使和别人在一起也感到孤独	☐	☐	☐	☐	☐
78. 感到坐立不安心神不定	☐	☐	☐	☐	☐
79. 感到自己没有什么价值	☐	☐	☐	☐	☐
80. 感到熟悉的东西变得陌生或不像是真的	☐	☐	☐	☐	☐
81. 大叫或摔东西	☐	☐	☐	☐	☐
82. 害怕会在公共场合昏倒	☐	☐	☐	☐	☐
83. 感到别人想占您的便宜	☐	☐	☐	☐	☐
84. 为一些有关"性"的想法而很苦恼	☐	☐	☐	☐	☐
85. 您认为应该为自己过错而受到惩罚	☐	☐	☐	☐	☐
86. 感到要赶快把事情做完	☐	☐	☐	☐	☐
87. 感到自己的身体有严重问题	☐	☐	☐	☐	☐
88. 从未感到和其他人很亲近	☐	☐	☐	☐	☐
89. 感到自己有罪	☐	☐	☐	☐	☐
90. 感到自己的脑子有毛病	☐	☐	☐	☐	☐

总分：　　　　　　阳性项目数：　　　　　阴性项目数：

总均分：　　　　　阳性症状均分：

因子分：

(1) 躯体化：　　　(2) 强迫：　　　　　(3) 人际关系：

(4) 抑郁：　　　　(5) 焦虑：　　　　　(6) 敌对：

(7) 恐怖：　　　　(8) 偏执：　　　　　(9) 精神病性：

(10) 其他：

第三章　精神状态的量表评估

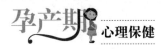

笔记

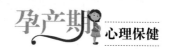

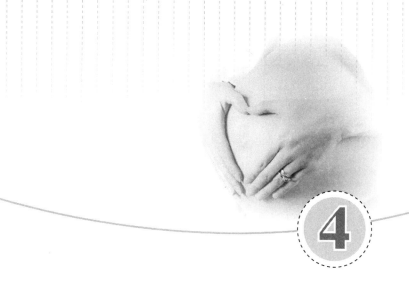

第四章
孕期常见心理问题与处理

妊娠及分娩是女性生命过程中的一个特殊阶段,是一种自然的生理现象,但是从生理学角度分析,这个过程发生了很大的内分泌改变,从心理学角度分析,这个过程是精神心理应激事件,由于生理和心理的巨大变化,并且生理变化和心理变化相互作用相互影响,使得女性在孕产期易于产生心理问题、情绪问题及心身疾病,其结果是孕产期的不顺利、母婴并发症增多,甚至发生孕产妇的精神心理疾病,还有可能影响子代的心身健康。

一、孕期心理问题的常见原因

 女性内分泌系统与中枢神经系统关系

女性体内存在一个下丘脑 - 垂体 - 卵巢轴,是一个完整而协调的神经内分泌系统,这个轴系统控制着女性的发育、正常的月经、妊娠及分娩直至绝经的各种生理过程,因此又称其为性腺轴。但是无论这个性腺轴系统多么完整又运作自如,它必须受到中枢神经系统的控制,中枢神经系统的稳定性决定了性腺轴功能的稳定,而性腺轴的功能异常也会对中枢神经系统产生影响。某些心理社会因素、环境因素、突发事件等影响了中枢神经系统的稳定,性腺轴系统也会产生相应的反应。

目前的研究普遍认为女性激素与人的情绪相关,与大脑内的神经递质 5- 羟色胺、去甲肾上腺素和多巴胺等的代谢相关,这些神经递质数量的多少及功能的强弱,直接反映到人的精神活动上。例如:5- 羟色胺功能减弱使人出现心情抑郁、食欲减退、失眠、自主神经功能紊乱、性功能障碍、焦虑不安、应急能力下降、活动减少等表现。

妊娠期女性的性腺轴发生了很大变化,女性激素水平波动,影响了中枢神经系统的稳定性,脑内的神经递质也随之变化,那么妊娠期是精神心理问题的高发阶段就成为必然结果。

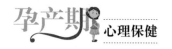

2. 女性性格特征

女性性格特征由生物学因素和社会因素决定，生物学因素包括遗传、内分泌、代谢、大脑的功能等，社会因素包括家庭环境、学校教育、社会化等。

女性与男性比较，性格特征上两性最显著的区别是情绪方面，无论是愉快的还不愉快，女性容易表达自己的情感，对任何刺激易于做出反应。所以，女性常表现得比较情绪化，更容易有外部表现，喜怒哀乐溢于言表，情感暴露性强，稳定性弱。

女性往往具备以下性格特点：容易接受暗示，容易迷信，易被人说服，也较易遵从；同情、怜悯、慈善性强，常愿做些慈善的事情，但也会被表面现象所欺骗；在人际交往中易于出现焦虑、紧张、妒忌等情绪反应；遇到不良心理社会因素时，会诉说较多的身体不适和心理不适，常会主动求医。

除情绪方面的特点之外，内向、孤僻、敏感、神经质、依赖性强等性格特征也是易于产生心理问题的原因之一。

由于女性的性格特点，决定了女性在妊娠的重大心理应激下，容易产生情绪波动，在孕期发生精神心理问题及心身疾病。

3. 社会心理因素

诸多的社会心理因素不能较好地掌控，也是孕期易出现心理问题的危险因素之一。

由于女性社会背景、受教育水平、社交氛围、性格特征等条件的不同，可以遇到各种各样的问题，同样的问题也可以有不同样的感受，应针对具体问题进行具体分析，但是正性的情绪感受带来积极的行为，负性的情绪感受会导致不良的结果。

临床所见女性在受孕前后、妊娠早期常见的心理因素有：做好充分的准备工作而未能受孕，担心双方身体疾病；意外怀孕没有做好心理准备或物质的准备，对生育犹豫不决；生儿育女并非自己的强烈愿望，内心有抗拒情绪；应对压力的能力有限，害怕妊娠分娩过程的辛苦；对孕期的某些检查结果一知半解，胡乱猜测；受有过不顺利孕产经历的人的影响，增加了担心和恐惧；自认为没有得到家庭成员的重视和照顾；社会支持力缺乏，独自面对孕产期的压力；出现一些孕产期的问题时过分紧张，不知所措；孕妇年龄过大或过小都会使妊娠时的心理压力增加；采取人工助孕技术受孕的孕妇等。

二、孕期心理问题的常见表现

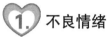 **不良情绪**

（1）焦虑：指缺乏相应的客观因素下，出现内心极度不安的期待状态，似有大祸临头，表现出惶惶不安、坐立不定、精神紧张，常常伴有心悸、气急、出汗、

四肢发冷、震颤等自主神经功能失调的表现。

（2）情绪低落：表情忧愁、语音低沉、动作明显减少、自我感觉不良，常常自责自卑，严重者有罪恶感，甚至可以出现自伤和自杀观念或行为，常常伴有生理功能的改变，如食欲减退或缺乏、失眠、闭经等。

（3）情感不稳：情感稳定性差，容易变动起伏，喜、怒、哀、乐极易变化，从一个极端波动到另一个极端，显得喜怒无常，变幻莫测。与外界环境有关的情感不稳可以是一种性格的外在表现，与外界环境无关的情感不稳则可能是精神疾病的表现。

（4）易激惹性：表现为极易因小事而引起较强烈的情感反应，或暴怒发作，持续时间较短暂。

以上所述是精神病学中为这些情感障碍做出的定义，在孕期遇到的情绪问题大多数是轻型表现，少数严重者需要专科医师检查才能做出精神疾病的诊断。但是孕妇的不良情绪会对妊娠过程是否顺利、胎儿发育是否良好产生重要影响，产科医务人员对此要有清醒的认识，并应给予鉴别和适当干预，减少和预防产科并发症的发生。

2. 生理功能紊乱和疾病

生理功能障碍与心理因素有关，心理学家认为，未解决的潜意识冲突是导致心理生理障碍的主要原因，情绪对躯体疾病影响很大，对自主神经支配的某些器官和某一系统的影响更为明显。常见的与心理因素相关的生理障碍有睡眠障碍、进食障碍、排泄功能障碍等。

（1）睡眠障碍：是由多种因素引起的，常见的有环境因素不良，嘈杂、拥挤；倒班频繁变动引起生物节奏紊乱；食物（酒精、咖啡、茶叶）、药物刺激影响睡眠；各种影响睡眠的躯体疾病；还有一条重要因素就是心理因素，生活和工作中的各种不愉快事件（包括妊娠应激）造成的焦虑、抑郁、紧张时都会出现睡眠问题，以失眠多见，症状表现为入睡困难、睡眠浅表、多梦及早醒，白天感觉疲乏无力、头脑不清；如果对失眠产生越来越多的恐惧、对失眠所致的后果过分担心、对每晚是否失眠密切关注，则使失眠者陷入恶性循环中，焦虑而失眠，失眠更焦虑，久治不愈，十分痛苦。

（2）进食障碍：主要指以反常的摄食行为和情绪障碍为特征，伴发显著的体重改变和（或）生理功能紊乱的一组综合征。在孕期多见的是在焦虑紧张的同时，出现食欲减退，胃胀满感，反酸嗳气，恶心呕吐，孕妇体重增长缓慢，并发贫血、营养不良，影响胎儿的发育；也可见不可控制的反复觅食行为，以此来缓解焦虑紧张情绪的表现，孕妇体重增长较快，糖代谢、脂代谢紊乱，胎儿体重也偏大，易造成难产等。

（3）排泄功能障碍：这种生理功能的紊乱在情绪障碍的同时也很常见，主要表现为无原因、无规律的腹泻、便秘，小便频繁等，特别是夜间失眠时，更是小便次数增加,但尿量不多;根据这些症状所做的相关辅助检查,结果并无明显的阳性发现,相应的对症治疗也无明显效果。

以上所述情绪障碍引起的生理功能紊乱与妊娠引起的生理功能改变易于混淆,鉴别诊断时应该从一个孕妇的社会家庭关系、人的情绪状态、心理的自我感受、临床的辅助检查等方面综合分析,必要时可请精神科医师进行会诊。

(4)妊娠剧吐:是发生于妊娠早期至妊娠 16 周之间,以恶心、呕吐频繁为重要症状的一组综合征。发病率为 0.3%~1%。病因尚未明确,一般多认为妊娠的剧烈呕吐与血液中的绒毛膜促性腺激素水平增高关系密切,但是事实上症状的轻重与血中 HCG 水平并不一定呈正相关;精神因素在其中起着重要作用,临床观察表明症状较重的孕妇情绪不稳定、精神过度紧张、有较大心理压力、有妊娠矛盾心理等,精神因素引起中枢神经系统紊乱,使下丘脑及自主神经功能紊乱,从而诱发了剧烈的妊娠反应。

(5)妊娠期高血压疾病:是妊娠所特有的疾病,多发生于妊娠 20 周以后,以高血压、蛋白尿为主要特征,可伴有全身多器官功能损害或功能衰竭,严重者可出现抽搐、昏迷,甚至死亡。该病严重威胁母婴健康,是导致孕产妇和围产儿病率和死亡率的重要原因之一。我国的发病率为 9.4%~10.4%。其发病原因至今尚未能阐明,仍然是以某种学说来解释本症的病因,如免疫学说、子宫胎盘缺血学说、凝血系统与纤溶系统失调学说、肾素-血管紧张素-醛固酮学说、体内微量元素不足学说等。多年的临床观察发现,妊娠期高血压疾病的诱发因素中精神因素是很重要的,妊娠期母体发生的各种变化都是在中枢神经系统的调节下进行的,处于应激状态下的身体,如具有较高的敏感性及妊娠期高血压疾病好发因素,则会引起交感神经-肾上腺系统兴奋,导致儿茶酚胺大量释放,血管紧张性增加,外周阻力增加,使血压升高;同时也影响子宫胎盘的血流量;精神紧张也可引起继发性醛固酮分泌增加,产生水钠潴留。因此对本病药物治疗的同时应加用心理疗法,以抑制不良刺激,调节心理平衡,稳定情绪,能提高临床治疗效果。

(6) 早产:早产是孕期一个重要、复杂而又常见的妊娠并发症,早产的发生率在 5%~15% 之间,由于早产的新生儿各器官系统发育不成熟,死亡率可达 15%,是围产儿死亡的重要原因。目前分娩的动因尚未完全阐明,因此早产的原因也不十分明了,但是在临床实践中,相当一部分早产的原因除了精神因素外无其他阳性发现。也有资料表明,自发性早产无法控制,在其原因中应提及孕妇工作紧张繁重、精神因素、生活方式、环境因素等。孕妇情绪障碍、恐惧刺激,处于应激状态当中可导致肾上腺素、儿茶酚胺水平增加,孕妇肌肉张力增高,子宫活动性增强,引起子宫收缩,导致早产。由社会心理因素引发的早产预防是关键,要向所有孕妇进行孕期心理保健知识的宣教,对暴露于应激状态的孕妇给予心理安慰,情感支持,以稳定情绪;对已发生心因性先兆早产者,除了卧床休息、镇静、对症治疗外,还应进行心理疏导及心理治疗。

(7) 胎儿窘迫:胎儿在子宫内因急性或慢性缺氧危及其健康和生命者称为胎儿窘迫。各种原因造成母体血氧含量不足,母胎间血氧运输或交换障碍及胎儿自身因素异常均可导致胎儿窘迫。子宫血流量降低,胎盘及脐带血循环障碍为常见原因,以往对于子宫血流量降低的认识仅限于子宫收缩的异常,近年来的研究表明,孕妇的心理状态可影响子宫的血流供应。孕妇处于心理应激状态时,交感神经活动增加,肾上腺素、儿茶酚胺类物质大量释放,血管紧张素增加及全身肌肉紧张,导致血管外周阻力增加,血压上升胎盘供血减少而致胎儿窘迫;另一方面,情绪的紧张、体力消耗又可使产妇心率加快、呼吸急促、肺内气体交换不足,血氧分压下降,胎儿血氧供应减少,致胎儿窘迫。对于神经敏感、焦虑的或暴露于应激环境中的孕产妇,排除了其他原因所致的胎儿缺氧,应视作为心因性胎儿窘迫。对心因性胎儿窘迫的抢救治疗与其他胎儿窘迫相同,但是对其预防是关键。孕妇应避免暴露于严重的应激环境中,对处于焦虑、恐惧状态的孕妇应进行积极的心理疏导和行为纠治。

(8)分娩痛、产程进展缓慢、心因性滞产、子宫收缩乏力、产时产后出血、手术产率升高等产时的异常情况及产时并发症都有心理因素参与其中。

三、孕期心理问题的综合干预

孕期筛查

妊娠期应建立规范的精神心理健康的筛查流程,包括孕妇个人的既往孕产史、精神心理疾病的治疗史,精神疾病的家族史,高危妊娠因素,高危社会因素等;精神心理状态的量表筛查;与孕妇及其家人会谈;请精神科医师做精神状态评估等。详见第三章。

2. 产前检查中的心理保健指导

妇产科医务工作人员在日常工作中面对每位孕妇和她的家人,首先要培养医务人员对心理健康问题有敏锐的感知能力,对孕妇的情绪痛苦、不良认知、较低或过强的求助动机、过高的期望等,能够及时觉察,并表现出同情心,有共情的能力,才能迅速建立起相互之间的信任和理解的关系。

医务人员与孕妇及家属的谈话内容里并不一定直接涉及心理疾患或者精神障碍的问题,而是孕妇不适的躯体症状、产科合并症等,孕妇、医师双方都不认为是有意识地在做心理学干预,但传达有关知识、建议、医嘱时,医师话语的语用学效果,孕妇对信息真正的理解、采纳的程度,却受到心理学因素的影响。有经验的医师,能使用适合于患者认知水平、情感状态、价值观、意志力和期待的语言,简明扼要地传达专业信息,并让孕妇有恰当的心理准备和依从性,增强应对妊娠、分娩的能力。

产科工作中经常要做的心理健康指导包括医学咨询、医师谈话、孕妇健康教育与培训等。

医学咨询:医师接诊每位孕妇的过程必然就是接受询问、给予解答的过程。即便是较轻的躯体不适或简单的问题,医师也不可轻率敷衍了事,而要耐心听取陈述,进行分析、解释,提出进一步诊疗意见,或预防保健方面的建议。

医师谈话:对于诊断明确的疾病或是需要继续诊查的不明情况,在进行重要的检查、治疗前,医师经常需要与孕妇及家属进行有关病情及诊疗措施的沟通,谈话要有针对性地涉及目前发现的问题、疾病的诊断、进一步的诊疗措施等,探询并澄清对方的不解、疑惑、犹豫、阻抗等认知性的屏障,减轻孕妇的恐惧、焦虑、忧愁等负性情绪,争取获得良好的依从性。

孕妇健康教育与培训:在整个妊娠、分娩及产后恢复过程中,孕产妇会遇到许多的相关问题,特别是初次妊娠的孕产妇,无知、无助,又缺乏应对能力,其行为、心理上的改变或适应与妊娠分娩同等重要,所以,有意识地融合了医学、心理学和教育学原理的孕妇健康教育非常关键。各医疗机构中的孕产妇学校、孕产妇教程等,为孕产妇们讲授妊娠各阶段的健康保健、防病治病知识,的确是一种简便易行又行之有效的教育与培训方式。

3. 心理治疗

心理治疗是一种以助人为目的的专业性人际互动过程。治疗师通过言语和非言语的方式影响患者或者其他求助者,引起心理、行为和躯体功能的积极变化,达到治疗疾病、促进康复的目的。

所谓心理治疗是指临床医师通过言语或非言语交谈建立起与患者的良好医患关系,应用有关心理学和医学的知识指导和帮助患者克服和纠正不良的生活方式、行为习惯、情绪障碍、认知偏见,以及适应问题。心理咨询在国内可以看成是心理治疗的同义词,不过它更多地是指一般的心理支持、教育和指导,方法和技术相对比较简单。

孕妇在妊娠期和产后期心理问题或情绪障碍的发生或恶化的危险性增加,如不处理将增加产后抑郁的危险以及影响胎儿的成长,并且是产科合并症的高发人群。对于妊娠期的心理问题和情绪障碍的治疗首先应该选择对胎儿、婴儿没有损害的心理治疗方法。

(1)支持性心理治疗:又称一般性心理治疗,常用的技术为：倾听、解释、指导、疏泄、保证、鼓励和支持等。

1）耐心倾听：首先是认真听取患者的自动述说，以了解病史和问题的症结；同时通过耐心倾听，也可使患者感到有人正在关心和理解他，以初步建立良好的人际接触。倾听无疑是所有心理治疗的前提。

2）解释指导：倾听之后继而就应对患者在妊娠过程中有关躯体和精神问题给予合适的解释，并可开展针对性的心理卫生知识教育，对于有关不正确的知识和观念，给予适当的矫正和指导。

3）导其疏泄：随之也可通过启动患者的情绪表达或疏泄，以减轻痛苦或烦恼。

4）保证作用：如果患者情绪障碍反复发作为一种慢性化过程，很容易丧失信心、对康复不抱希望。对此，提高患者的信心特别重要。

5）鼓励自助：让患者学会应用治疗过程中所学到的各种知识或技巧，调节自我心理功能，提高自我处理问题的能力。

6）建立和发展社会支持系统：治疗中医师应针对患者当前的问题给予建议和指导，在增强其心理承受力的同时，帮助患者去发现和寻找各类可动用的心理社会支持源。

7）要对效果予以阶段性评估，并根据评估结果调整实施方案，目标就是让每位孕妇顺利经过孕期、分娩期及产褥期,减少产科并发症,预防精神心理疾病。

支持性心理治疗每次需时约 15~50 分钟。

在产科就诊环境中,孕妇就诊的氛围安静、私密、温馨,与医师有一定的交流时间,医师和孕妇及家人之间的关系融洽,沟通顺畅,能够帮助他们解决那些能够解决的问题,就是一种支持治疗。

(2) 认知治疗:就是根据认知过程影响情感和行为的理论假设,通过认知和行为干预技术,从改变患者不合理的想法和观念即不良认知入手,逐步达到缓解症状,改变认知结构的目的的一类心理治疗方法。所谓不良认知是指歪曲的、不合理的、消极的信念或思想,它们会导致情绪障碍和非适应性行为,而治疗目的就在于矫正这些不合理的认知,从而使患者的情感和行为得到相应改变。

(3) 行为治疗:行为治疗是基于实验心理学的成果,用于帮助患者消除或建立某些行为,从而达到治疗目的的一门医学技术。行为治疗从学习理论认为,焦虑与恐惧是后天习得的行为后果,可以通过再学习予以纠正。行为治疗的理论来源有三方面:经典条件反射理论、操作性条件反射理论及社会学习理论。行为治疗中一项基本技术——放松训练。

放松训练又名松弛训练,它是按照一定的练习程序,学习有意识地控制或调节自身的心理生理活动,以达到降低机体唤醒水平,调整那些因紧张刺激而紊乱了的功能。放松训练与紧张、焦虑的情绪反应有较好的交互抑制作用,是行为治疗基本的治疗技术。可用于调节孕妇的焦虑紧张情绪。

放松训练方法:采取舒适的坐位或卧位,循着躯体从上到下的顺序,让其对自己身体各部位的肌肉渐次收缩 5~10 秒,同时深吸气和体验紧张的感觉;再迅速地完全松弛 30~40 秒,同时深呼气和体验松弛的感觉,如此反复进行。也可只进行某一部位或是全身肌肉一致的紧松练习。练习时间从几分钟到30 分钟。

(4)生物反馈疗法:基于人类在一定程度上通过适当训练能学会控制或改变自己的内脏生理活动的原理,生物反馈疗法就是通过现代电子仪器,将个体在通常情况下不能意识到的体内生理功能予以描记,并转换为数据、图形或声、光等反馈信号,让求助者根据反馈信号的变化了解并学习调节自己体内不随意控制的内脏功能及其他机体功能,达到防治疾病的目的。

临床常用的生物反馈仪有:肌电生物反馈仪、皮肤电反馈仪、皮温生物反馈仪、脑电生物反馈仪等。

心理治疗可采用多种形式,对孕产妇进行个别心理治疗、集体心理治疗、自我指导心理治疗,通过网络提供治疗或电话交互治疗。集体治疗对孕产妇尤为适用,可以在产前检查和产前教育时一并进行,普及正常妊娠和分娩的知识,对焦虑障碍进行疾病教育,提供应对焦虑的方法,并且可以使患者之间充分交流和学习,获得一定程度的社会心理支持。

 药物治疗

如果患者的临床症状急需处理,或者心理治疗没有达到理想效果,短期药物治疗可以考虑,但是有注意以下几点问题:

(1)权衡药物对患者症状控制和药物对胎儿的影响,根据美国药物和食品管理局(FDA)药物不同的危害性制定的分级标准选用药物。2013 年《神经与精神疾病用药指南》(第 8 版)所示,常用治疗情绪障碍的药物多为 C 级药物,个别药物为 D 级药物。

(2)一般不推荐苯二氮䓬类药物作为单一或辅助治疗。若妊娠期必须使用苯二氮䓬类药物,原则是最短时间内使用最小的有效剂量。

(3)妊娠期使用药物治疗时必须得到患者和家属的知情同意。

(4)如果使用药物治疗要向孕妇及家属讲解个体化治疗方案。

(5)定期追踪随访,综合评估,根据孕妇情况调整治疗方案。

 精神科会诊及患者转诊

专科医院或综合医院妇产科医务人员要应对工作中越来越多的精神心理问题,不断提高医疗保健

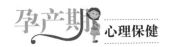

质量和水平,就需要学习一些医学心理学、心身医学以及精神病学的基本知识,学习识别常见的精神症状,学习初步评估孕妇的精神心理状态,对精神心理问题易感人群要给予特别关注,尝试着给他们提供一些帮助,如果发现疑似精神疾病问题时可邀请精神科医师会诊或者及时转到精神科就诊。

笔记

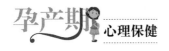

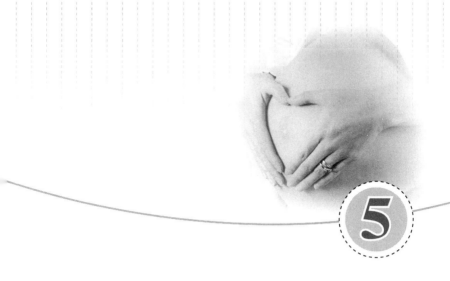

第五章
分娩期的心理保健

在孕期,许多心理和生理的变化是交织在一起的,形成孕妇独特的行为特征和心理应激,随着临产逐渐加重并延续到产时。分娩虽然是一个自然生物学过程,然而在人类,分娩往往构成重大的应激事件,尤其对初产妇更容易出现一些心理变化。而焦虑和抑郁是心理应激最常见的反应。适当的焦虑可提高个体适应环境的能力,可伴随交感神经系统适度激活,对适应环境有益;而过度的焦虑不利于适应环境,可导致体内去甲肾上腺素分泌减少,使宫缩减弱,助产率增加和产后出血率增加。对分娩的恐惧、宫缩时疼痛的刺激,以及对胎儿是否安全的担忧等将形成不良的应激反应,对分娩产生不良的影响。目前医学科学的发展和现代医学模式的转变,心身医学正日益受到广泛重视,不但要重视生理因素对孕妇的影响,更应关注社会及心理因素对分娩过程的影响。因此,做好产时妇女的心理保健,提高产妇对分娩应激的应对,对促进自然分娩、提高阴道分娩的安全性将起着十分重要的作用。

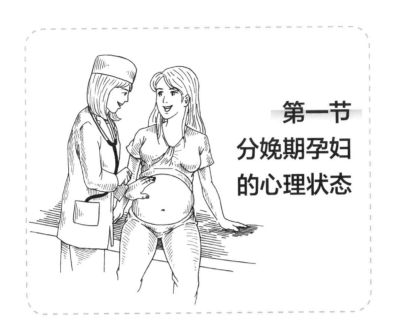

一、孕妇的心理状态

矛盾的心理

产妇在分娩期是处于一种矛盾的心理状态,一方面对即将出生的小生命抱着期待、喜悦的心情,另一方面又因各种原因如对即将来临的分娩的恐惧、担心分娩不顺利、担心胎儿安危以及对婴儿未来的抚养等而感到忧虑和紧张。

2. 恐惧和焦虑

分娩作为重大的生活事件成为产妇心理生理的应激。分娩是否顺利与其对分娩过程的认知水平高低密切相关。多数初产妇由于没有分娩经验，对即将到来的分娩感到紧张和恐惧不安，害怕疼痛，担心产程不顺利而改做剖宫产，怕生产时大出血，担心胎儿缺氧或发育异常，害怕产钳助产致胎儿损伤，害怕暴露身体及失态的表现，少数产妇及亲属重男轻女，从而害怕生女孩等。因此，在产程中表现紧张不安、拒绝饮食和休息，哭闹不停，情绪不稳定。另有些人缺乏自信，一开始思想上就不接受阴道分娩，因疼痛和担心而坚决要求剖宫产。

3. 陌生和孤独

产房陌生的分娩环境、周围待产妇因疼痛而痛苦的呻吟或哭喊都会形成一种恶性刺激；分娩对医务人员来说是司空见惯的事，因此，对产妇痛苦的喊叫早已习以为常，医务人员这种麻木和冷漠，使产妇得不到关心和照顾，再加上连续数小时的宫缩痛产妇一直处于强烈不安的紧张状态，使产妇感到孤独、恐惧和焦虑，形成恶性循环。

4. 悲伤情绪

有些产妇因自身疾病、胎儿畸形或死胎必须终止妊娠时会感到悲伤痛苦。此时他们最需要的是一个有同情心的倾听者，发泄他们的愤怒、无助和悲伤的情绪，从而缓解他们超负荷的心理压力。

二、不良心理产生的原因

 家庭及社会因素

产妇分娩时的心理状态与许多因素有关。有研究表明,孕妇的处事表现、情绪控制、有无流产史、与父母的关系、对分娩有无心理准备、家庭角色的充当6项因素与临产妇心理状态有显著相关性,其中与父母关系、对分娩心理准备及处事表现3项因素影响作用最大。

其他一些社会因素也可影响产妇的心理状态,如住房拥挤、婆媳关系不合、经济状况差、对胎儿性别不满意、家庭系统支持不良等。

 对分娩过程缺乏足够的了解

分娩对大多数妇女来说,既有冒险的感觉,会令人兴奋,但又不能确定在分娩过程中会发生什么,所以更多的是令人不安和惊慌,感觉是处在悬崖边,前面是未知的空间。不知道将要面临的分娩过程需要多少时间,不知道自己能否经受住分娩的疼痛,尤其对于初产妇,由于缺乏分娩的经验,加之周围亲朋好友对分娩疼痛的夸大,使其对之更充满了恐惧。

 与产妇的文化程度有关

文化程度越高,焦虑分值越高,可能是因为文化

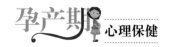

水平低的人接受的宣传少,对妊娠的危害因素也了解的少,以为怀孕生孩子是妇女天经地义的事,没有危险,但历年资料显示这一群体中的孕产妇死亡率明显高于文化程度高的人群。而文化程度高的人焦虑分值高可能是因为她们片面接受了一些宣传,过多地担心胎儿是否发育正常,担心体型变化以及对分娩的恐惧等。

三、应激反应

应激是机体对内外环境中各种因素作用于机体时所产生的非特异性反应。

1. 妊娠期间的心理应激因素

(1) 对怀孕后身体的生理变化不适应,尤其是妊娠早期,胎儿作为一种异物刚刚被接受,加上妊娠反应引起的呕吐、不适等,孕妇对怀孕、分娩可能有不同程度的恐惧心理。

(2) 过于关注怀孕过程,担心妊娠不顺利,担心胎儿发育不正常。有研究表明,对怀孕表现出消极态度、对胎儿状况太担心的孕妇在孕期容易有并发症,分娩时也常常更危险。

(3) 担心分娩不顺利,害怕手术,害怕分娩时的宫缩痛。

(4) 陌生的分娩环境,周围产妇痛苦的呻吟或叫声、医务人员冷漠的面孔或语言刺激。

（5）其他：为胎儿性别烦恼，担心分娩后遗症，担心胎儿不能存活，担心产后无人照顾，担心经济费用等。

妊娠期间突出的心理应激因素依次为：担心妊娠不顺利、害怕难产、害怕手术、为胎儿性别烦恼、担心分娩后遗症、担心胎儿不能存活、担心产后母婴无人照顾、对本次妊娠无精神准备、担心经济费用等。

 应激产生的生理反应

应激产生的生理反应包括：血压升高、心率加快、呼吸增加、血糖升高、肌肉紧张等。此时内分泌系统发生变化，尤其是垂体-肾上腺皮质系统，使得肾上腺素分泌增加，导致子宫收缩乏力，影响产程的顺利进展。

 应激产生的心理反应

（1）焦虑、恐惧、抑郁

是心理应激最常见的反应。适当的焦虑伴有交感神经系统的适度激活，可提高个体适应环境的能力。而过度焦虑则不利于适应环境，可导致去甲肾上腺素分泌减少，从而子宫收缩乏力，是助产率增加和产后出血增加的一个可能因素。

（2）对疼痛更加敏感

焦虑、恐惧等不良的情绪反应可使痛阈下降，从而加重疼痛,而疼痛又加重焦虑、恐惧等情绪,形成恶性循环。紧张 - 疼痛综合征可使神经介质分泌增高,使产程延长,同时减少子宫血流,导致胎儿缺氧。

(3) 丧失信心

在应激状态下,产妇心理承受能力下降,自我评价下降而缺乏自信。由应激引起的强烈情绪反应使产妇分娩行为的自控力降低或丧失。

笔记

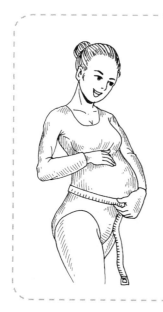

第二节
不良心理对母儿
及产程的影响
及应对策略

一、对母儿及产程的影响

　　孕妇在分娩期间普遍存在轻度的焦虑状态,属正常的心理应激。适度的焦虑可伴有交感神经系统的适度激活,提高个体适应环境的能力。过度焦虑或抑郁可导致机体内分泌的改变。

　　1. 去甲肾上腺素分泌减少,从而导致子宫收缩乏力,引起难产,是助产率增加和产后出血增加的一个可能因素。

　　2. 紧张焦虑使产妇的痛阈相对下降,剧烈的疼痛、产妇不良的情绪又可促进体内儿茶酚胺的分泌,使子宫收缩不协调,从而阻碍产程进展,增加难产机会,同时子宫血流量减少,胎儿缺氧。

3. 分娩时产妇精神紧张恐惧,同时也消耗大量体力,过度疲劳,故也使产程延长、分娩并发症增多,如胎儿宫内窘迫、胎膜早破、新生儿窒息、产后出血等,手术产及难产率增加。

二、应对策略

孕期许多心理和生理的变化交织在一起,形成孕妇独特的心理应激。这些心理和情绪的变化会延续到产时,并逐渐加重。孕妇对分娩的认识,对疼痛的心理准备以及家庭成员和周围朋友的态度都将对其分娩过程产生巨大的影响。因此产时的心理保健应从孕期开始,以消除其对分娩的紧张恐惧心理。

 社会及家庭的支持

社会及家庭的支持是影响孕妇心理状态的主要因素。良好的社会支持可以对应激状态下的个体提供保护,即对应激起缓冲保护作用。产前要对包括丈夫、公婆及父母等家庭成员进行有关心理卫生宣教,处理好与孕妇之间的关系,对生男生女均持正确的态度,让孕妇有一个充满温馨和谐的家庭环境,让孕妇感到舒适安慰,减轻心理负担,全身心地投入到分娩准备中去。家属应多关心、鼓励孕妇,并督促其

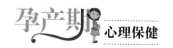
定期检查,强化客观支持对孕妇的作用。

2. 熟悉及改善分娩环境

陌生的分娩环境也可加重产妇的恐惧心理,所以,首先应通过各种途径,如播放录像、参观、咨询和交流,设法使孕妇熟悉医院及分娩的环境和医护人员,减少入院分娩的陌生紧张情绪。其次,应创造条件改善病房环境,如开设家庭式病房、温馨病房等,使分娩间温馨、舒适,让产妇有宾至如归的感觉,如在家中一样:舒适、温馨、宁静、安全。

3. 加强产前健康教育

大多数初产妇,由于没有分娩经验,对分娩过程了解得很少,从各种途径了解的信息,大多是分娩产妇的痛苦与危险,因此,孕期要向孕妇提供妊娠与分娩的相关知识,帮助孕妇了解分娩的过程,还要教给她们一些分娩过程中的放松技巧,以减少其紧张、恐惧的心理。

核心信息包括:①分娩四要素即产力、产道、胎儿传统的三要素加精神心理因素;②正常的分娩经过即医学上的三个产程;③自然分娩的好处及剖宫产的利弊。

4. 应用人际交流技巧

临产后,产妇由于角色的转变,变得相当脆弱。

由于性格的差异及认知评价的不同,使其容易情绪波动、烦躁、丧失信心。医务人员的态度将对其有很大的影响。妇女在怀孕、分娩期间的部分压力就来源于医务人员的态度。因此,医务人员在与产妇的接触中,应格外注意自己的言行,用友善、亲切、温和的语言,表现出更多的关心。

(1) 陪伴者应有爱心和自信心,注意仪表、仪态,给产妇一个平静、舒适、安全的感觉。

(2) 善于倾听,并尽可能多地使用非语言交流,如微笑的表情、目光的接触、身体的姿势、与产妇适当近的距离及触摸,这些都可以给产妇带来安全感和亲切感,建立情感交流。

(3) 语言交流　话语应亲切、温柔、生动。

1) 对产妇的话表现出感兴趣,并及时回答。

2) 经常询问她的感觉,并表示理解。

3) 尽量应用开放式问题,以引导她们发挥,使你获得详细资料。

4) 经常表扬及鼓励,以使产妇树立信心。

5) 使用简单、通俗易懂的语言。

5. 镇痛方法的应用

分娩疼痛来自于功能性(子宫肌肉阵发性收缩和胎儿通过产道时压迫产道,造成损伤、牵拉)、精神心理(如紧张)和致痛物质的影响。良好的情绪能提高对疼痛的耐受性。因此心理疗法是消除产妇紧张情绪及减轻宫缩疼痛的一种非药物疗法。

此外非药物性镇痛措施还包括:深呼吸、洗温水澡、按摩等使肌肉放松;听音乐、交谈、看书、看电视等来分散注意力;变换各种体位如走、蹲、跪、坐以使产妇舒适并有助于胎头下降;应用针刺和TENS、HANS仪以调节神经传递。

产妇应正确对待产痛,并学会减轻产痛的方法。另外产程中配合呼吸训练及音乐疗法,消除因恐惧与应激造成的疼痛敏感性上升,降低因焦虑、疼痛、烦躁不安而致的身心消耗。同时配合暗示疗法,唤醒其潜能,建立必胜的信念。

在疼痛难忍时,也可配合应用药物镇痛,如肌肉注射盐酸哌替啶、地西泮;一氧化二氮吸入;硬膜外阻滞及局部麻醉等。

WHO提倡非药物性镇痛以减少药物对母亲和胎儿的不良影响。

6. 陪伴分娩

在产妇临产后整个产程过程中,由一位有生育经验的妇女或者是医务人员陪伴产妇,给予她心理生理全方位的支持,是减轻产痛和消除产妇紧张情绪的一种很好的方法。一对一的陪伴可以使陪伴者与产妇建立相互信任,满足了产妇在分娩过程中独立与依赖的需求,使产妇感到自在与轻松,并从中产生一种自信心。

7. 丈夫的作用

在分娩过程中,丈夫陪伴产妇有其独特的作用。丈夫提供的支持可唤起妇女积极的反应,他知道产妇的爱好,可以在产妇疼痛及不安时给予她爱抚和安慰,给予感情上的支持。产妇在得到丈夫亲密无间的关爱与体贴同时,可缓解其紧张恐惧的心理,减少了产妇的孤独感。而且丈夫可以在医务人员的指导下帮助产妇做一些事情,如握手、抚摩、按摩、擦汗等,使产妇感受到亲情的温暖。丈夫的这种作用是其他人所不能替代的。大多数妇女都能从她们的丈夫那里获得勇气。因此,在开展 Doula 式陪伴分娩同时,丈夫应陪伴妻子经历分娩全过程。

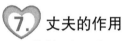 笔记

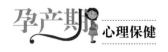

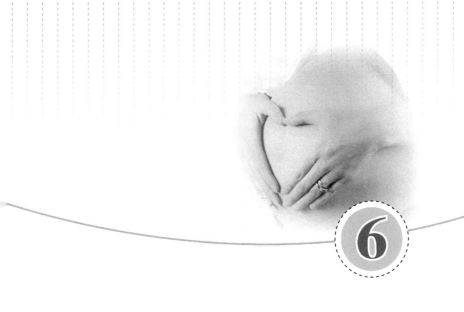

第六章
产 后 抑 郁

产后抑郁是指产妇在分娩以后出现抑郁症状，达到精神病学的抑郁发作诊断标准时，称为产后抑郁症；由于通常在分娩后 2 周发病，产后 4~6 周症状明显，故又称为产褥期抑郁症；并且应与产后不良情绪、产褥期精神病相鉴别。

产后不良情绪指产后数日内发生的一过性易激惹和轻度的心绪不良改变，这种现象常常发生于初次做母亲的产妇，大约有 2/3 的产妇在产后至几天内出现哭泣、喜悦、心情波动、头痛、混乱、失眠、焦虑等情绪，对婴儿缺乏感情，但仍能维持基本生活状态和哺育婴儿，一般持续 3~5 天自然消失，少数产妇症状持续发展为产后抑郁症。

产褥期精神病是产后发生的各种精神障碍的总称，临床特征为伴发精神症状的躁狂症或抑郁症、急性幻觉妄想和一时性精神病性障碍、分裂情感性障碍，还有许多专家认为产后精神病发作多数是双相情感障碍，其产后复发的危险为 30%~50%。因为有杀害婴儿和自杀的风险，产后精神病是一种需要立即干预的精神病学的急症，常常在产后两星期内发病，症状特点是极度激越、谵妄、意识错乱、睡眠减少、幻觉和（或）妄想，对这种患者应请精神科医师会诊诊治，需注意全身检查，以排除躯体或脑部疾患引起精神症状。

一、病因及发病机制

产后抑郁症的病因不清,目前认为主要与女性妊娠分娩过程中及分娩后所引起的神经内分泌的改变,以及社会心理因素等有关(见第一、四章)。

二、临床表现

产后抑郁症的发作形式和表现与非妊娠女性的抑郁症的发作形式相同,抑郁的各种症状存在于几乎每一天的大部分时间,持续两个星期,患者的社会功能受到明显损害。

即使仅仅怀疑为抑郁障碍的患者,也应进行全面的精神检查,包括一般表现(意识、定向力、接触情况、日常生活表现等)、认识过程(包括感知觉、注意力、思维障碍、记忆力、智能、自知力等)、情感活动、意志及行为表现等。尤其应注意患者的情绪活动。

抑郁障碍的典型症状包括情绪低落、思维缓慢和意志行为降低,习惯称"三低"症状,其中以情绪低落最为重要。典型症状可见早晚有所变动,具有晨重夕轻的变化。

产妇在产后 2 周内发病,产后 4~6 周症状明显,可见的表现有:

（1）情绪低落：心情压抑、沮丧、哭泣，对婴儿淡漠，无愉快感，不愿与人交流，会诉说自己"心情沉重"、"提不起精神"、"如乌云笼罩般"等；严重者可出现典型的抑郁面容。情绪低落是抑郁障碍的核心症状。

（2）自我评价降低：在情绪低落的背景上，患者的自我评价往往降低，感到自己能力低下，不如别人，什么事也干不好或干不了，不会也带不好孩子，对周围的人抱怨。与此同时，患者可以产生无用、失望或绝望感，患者感到个人的一切都很糟糕，前途暗淡，一切毫无希望。

（3）部分患者有深深的内疚甚至罪恶感，无助感，对生活、家庭失去信心，可以感到生活没有意义，觉得人生没有意义。不仅没有意义，活着就等于受罪，生不如死。患者容易产生自杀或杀婴观念、自杀企图或自杀身亡，对此应高度警惕。

（4）绝大多数患者会出现兴趣减退及愉快感缺乏，患者常常无法从日常生活及活动中获得乐趣，即使面对自己的小宝贝也难以提起兴趣，甚至不闻不问，放弃原来喜欢的一些活动（如体育活动、业余收藏、社会交往等），往往生活享受和天伦之乐等都一概提不起兴趣，体会不到快乐，行为退缩。

（5）多数抑郁症患者会有不同程度的疲乏感，且通过休息或睡眠并不能有效地恢复精力。对工作感到困难，常常不能完成任务。有时，疲劳感也可能与睡眠障碍有关。

（6）抑郁障碍患者往往思维活动减慢、言语活动减少。思考过程困难，一些简单的问题也需要较长时间才能完成。决断能力明显降低，变得优柔寡断、犹豫不决，甚至对一些日常小事也难以作出决定。抑郁症患者说话常非常缓慢。由于回答问题需很长时间，且常以简单的言语作答，故与之交谈很困难。

（7）有些抑郁症患者有焦虑、紧张等症状，莫名地担心自己和婴儿，患者经常有忧心忡忡、坐立不安，不断地走动、来回踱步、搓手、无目的地动作等。

（8）负性情绪加重产后不适症状，比如疲乏无力、伤口疼痛、宫缩疼痛、产后出血等；另外种种因素使得产妇乳汁分泌减少，甚至停止。

（9）生理功能紊乱：多数抑郁患者表现为食欲减退，他们进食很少。由于进食量少且消化功能差，患者常常体重减轻。也有少数患者表现为食欲增加。大多数抑郁症患者有某种形式的睡眠障碍。可以表现为入睡困难。睡眠不深、易醒，典型表现为早醒。入睡困难的患者常常伴有烦躁、焦虑症状，同样，临床上也可见到少数患者出现睡眠过多。产妇还可有便秘腹泻、尿潴留等症状。

（10）自主神经功能紊乱症状：除上述症状外，抑郁障碍还可具有其他多种症状，包括各种躯体不适主诉，常见的主诉包括头痛、颈痛、腰背痛、肌肉疼挛、心慌憋气、恶心、呕吐、咽喉肿胀、口干、便秘、胃部烧灼感、消化不良、肠胃胀气、视力模糊、皮肤感觉异常以及排尿疼痛等。患者常常因为这些症状到综合医院反复就诊,接受多种检查和治疗,相应的临床及辅助检查不能解释的其躯体不适,不仅延误诊断治疗,且浪费医疗资源。

三、临床诊断

辅助检查

目的是排除躯体器质性疾病及间接证实的神经调节功能紊乱。

2. 临床常用的筛查量表

(1) 爱丁堡产后抑郁量表(EPDS):是目前在妇产科经常采用的自评量表,这个调查问卷易于管理、简便、可靠,是一种初级保健筛查工具,但不能评估病情的严重程度。爱丁堡产后抑郁量表评分判断:9~10(或 9.5 分)分为临界值,提示可能有抑郁障碍,≥13 分可诊断为产后抑郁。

(2) Zung 抑郁自评量表(SDS):由 Zung(1968)编制的抑郁自评量表(SDS),是使用最广泛的抑郁症测量工具之一,特别是在精神科和医学界。它的使用和计分简便易行,一半题目反映消极症状,另一半题目反映积极症状,很容易评分。也可以作为临床检查使用。

(3) 汉密尔顿抑郁量表(HAMD):是目前使用最为广泛的抑郁量表。HAMD 属于他评量表,由具有专业技术技能者或经过专业培训的人员完成。其原始量表包括 21 条题目,只按前 17 条题目计算总分。目前有 17 项、21 项及 24 项三种版本。HAMD的大部分项目采用 5 级评分(从 0~4),少数项目采用 0~2 分的 3 级评分法。HAMD 具有很好的信度和效度,它能较敏感地反映抑郁症状的变化,并被认为是治疗学研究的最佳评定工具之一,其总分能较好地反映抑郁症的严重程度,病情越轻总分越低。使用不同项目量表的严重程度标准不同。如针对 17 项 HAMD 而言,其严重程度的划界是:24 分以上为严重抑郁,17 分为中度抑郁,7 分以下为无抑郁症状。此量表可用于抑郁症、恶劣心境、抑郁障碍等疾病的抑郁症状测量。

 产后抑郁障碍诊断

目前没有产后抑郁障碍的诊断标准。临床实践中应由精神科医师根据精神疾病诊断标准来诊断产后抑郁障碍。

四、鉴别诊断

主要和产后不良情绪和产褥期精神病鉴别。

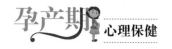

五、产后抑郁症的治疗

轻度的抑郁症状可采用支持性心理治疗(治疗方法见第四章孕期常见心理问题及处理)。但如持续超过2周,且症状越来越重,应考虑产后抑郁症的诊断,并采用药物治疗或心理治疗联合药物治疗。

六、产后抑郁症预后

大部分产后抑郁症患者的预后是较好的,症状缓解、社会和工作能力恢复,大约1/4的患者出现复燃,自杀率增加,成为复发性抑郁障碍;再次妊娠时有超过25%的复发率。产后抑郁症对母亲本身、新生儿的生长发育及家庭其他成员有潜在的不良影响,所以早期识别,早期干预治疗对预防产后抑郁症非常重要。

附1

中国精神障碍分类与诊断标准(CCMD-3)

有关抑郁障碍的诊断标准如下:

抑郁发作

抑郁发作以心境低落为主,与其处境不相称,可以从闷闷不乐到悲痛欲绝,甚至发生木僵。严重者可出现幻觉、妄想等精神病性症状。某些病例的焦虑与运动性激越很显著。

[**症状标准**] 以心境低落为主,并至少有下列 4 项:

(1) 兴趣丧失、无愉快感;

(2) 精力减退或疲乏感;

(3) 精神运动性迟滞或激越;

(4) 自我评价过低、自责,或有内疚感;

(5) 联想困难或自觉思考能力下降;

(6) 反复出现想死的念头或有自杀、自伤行为;

(7) 睡眠障碍,如失眠、早醒,或睡眠过多;

(8) 食欲降低或体重明显减轻;

(9) 性欲减退。

[**严重标准**] 社会功能受损,给本人造成痛苦或不良后果。

[**病程标准**]

(1) 符合症状标准和严重标准至少已持续 2 周。

(2) 可存在某些分裂性,但不符合分裂症的诊断。若同时符合分裂症的症状标准,在分裂症状缓解后,满足抑郁发作标准至少 2 周。

[**排除标准**]

排除器质性精神障碍,或精神活性物质和非成瘾物质所致抑郁。

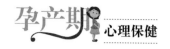

附2

国际疾病分类第10版（ICD-10 精神与行为障碍分类，WHO，1992）

抑郁发作

三种不同形式的抑郁发作（轻度、中度、重度）。各种形式的典型发作中，通常有心境低落、兴趣和愉快感丧失，导致劳累增加和活动减少的精力降低。也很常见的症状还有稍作事情即觉明显的倦怠。其他常见症状是：

（1）集中注意和注意的能力降低；

（2）自我评价和自信降低；

（3）自罪观念和无价值感（即使在轻度发作中也有）；

（4）认为前途暗淡悲观；

（5）自伤或自杀的观念或行为；

（6）睡眠障碍；

（7）食欲下降。

轻度抑郁为典型症状2条，其他症状2条，日常工作和社交活动有一定困难。

中度抑郁为典型症状2条，其他症状3~4条，日常工作，社交活动或家务劳动有相当困难。

重度抑郁为典型症状 3 条,其他症状 4 条以上,几乎不可能继续进行工作、社交或家务活动;自尊丧失、无用感、自罪感可以很突出,在极严重的病例,自杀是显而易见的危险。

抑郁发作一般应持续两周。

笔记

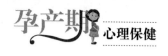

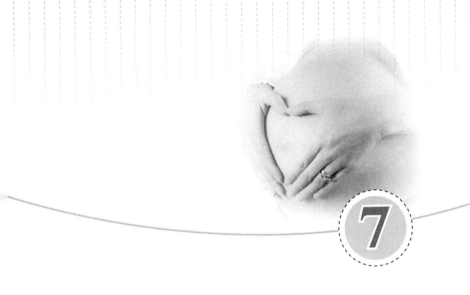

第七章
孕产妇心理咨询技巧和
指导方法

妊娠、分娩是妇女一个自然、正常的生理过程，然而现实生活中这一过程往往给孕妇及家庭带来诸多应激反应，尤其是初产妇更容易出现一些心理应激。医学科学的发展，让我们意识到心理因素对妊娠和分娩的过程以及胎儿的健康有着重要影响，且临床实践证明，妊娠期良好的情绪和心理状态，有利于提高孕妇的孕产期健康水平，促进胎儿健康发育。因此，做好孕产妇心理咨询，使孕产妇在心理、生理及物质上做好充分准备，将有利于维护母亲安全，促进孩子健康，提高人口素质水平。

一、咨询前准备

1. 咨询室环境建设

咨询室地点宜选择在安静、私密的地方,室内色彩和光线宜柔和,装饰要有生机、自然、舒适,如墙上可以张贴活泼可爱的宝宝相片,适当摆放一些卡通玩偶,绿色植物或花卉,使得咨询室的环境显得舒适、亲切且温馨,使来访者可以放松心情。咨询室内需配备座椅、纸巾及茶水。咨询师和来访者的座椅可摆放成 90°~150°,相隔一定距离,这样可以使双方都感觉舒适、自然。

2. 职业和伦理问题

(1) 自我表现:咨询师的着装大方、仪表整洁是非常重要的,这样可以使来访者感觉亲切可信。咨询师的态度要温和,语速不宜过快,音调不宜过高或过低。

(2) 时间设置:咨询时间通常为 45~50 分钟,如遇到一些特殊情况,如自杀等,可酌情考虑。

(3) 价值中立:心理咨询是一种以科学理论为基础的实践科学,在咨询过程中,咨询师必须坚持实事求是的态度,不能对客观事实进行歪曲或臆测。保持价值中立是咨询师的重要职业道德之一。这在针对孕产妇的咨询过程中也是尤为重要的。

（4）保密原则：保密原则是心理咨询过程中一项基本原则，咨询师有责任保护来访者的隐私权，同时也应认识到隐私权在内容和范围上受到国家法律和专业伦理规范的保护和约束。

二、掌握基本咨询技术，营造良好咨询氛围

1. 把握咨询会谈结构

通常心理咨询初始会谈可分为三个阶段，分别为：开始、主体和结束。开始阶段：主要任务是建立和发展关系。咨询师可以简单介绍自己，尊重来访者情况，选择合适称谓，如称呼对方姓名或某太太、某小姐等，进行简短的交谈，简单仪式，如握手等，引领来访者至合适的位置，说明保密性，说明会谈的目的。主体阶段：主要任务是收集信息，发现问题，发现资源；共同设置咨询目标；一起工作，探索解决问题、缓解情绪。结束阶段：可以对咨询内容或过程进行总结，给予支持和指导，鼓励按照新的方式生活。

2. 贯注行为，建立关系

贯注行为（attending behavior）是进行面谈的基础，Ivey认为贯注行为是根据个人或文化背景，对来访者做出适当的目光接触、肢体语言、语音语调及言语追

踪,让来访者感觉到咨询师关注她们的问题,并给予她们倾诉的时间,从而建立咨访关系。

积极倾听,发展关系

(1) 开放式和封闭式询问:询问是心理咨询参与性技术之一。心理咨询中的询问包括开放式询问和封闭式询问两种。

开放式询问是咨询师提出没有预设答案的问题,求助者也不能简单地用一两个字,或一两句话来回答的问题。通常使用"什么"(原因)、"如何"(过程)、"为什么"(获得事实、资料)、"能不能"(自我剖析)、"愿不愿意"(征求意见)等词来发问,让求助者就有关问题、思想、情感给予详细的说明。使用开放式询问时,应重视把它建立在良好的咨询关系基础上,离开了这一点,就可能使求助者产生一种被询问、被窥探、被剖析的感觉,从而产生阻抗。

封闭式询问是咨询师提出的问题带有预设的答案,来访者的回答不需要展开,从而使咨询师可以明确某些问题。封闭式询问通常使用"是不是"、"对不对"、"要不要"、"有没有"等词,而回答也是"是"、"否"式的简单答案。这种询问常用来收集资料并加以条理化,澄清事实,获取重点,缩小讨论范围。当来访者的叙述偏离正题时,用来适当地中止其叙述,从而聚焦话题。若过多地使用封闭式询问,就会使来访者陷入被动回答之中,其自我表达的愿望和积极性就会受到压制,使之沉默甚至有压抑感和被询问一样的感觉。

(2)鼓励:是咨询师运用言语或非言语的方式使来访者介绍更多的信息。此技巧包括点头,运用"嗯"等肯定性短语,以及重复来访者叙述中的关键性词语,这样能够使来访者感觉咨询师在关注自己的叙述,感受自己的问题,从而更加放松地表达自己。

(3)释义:是咨询师通过简化并阐明来访者的谈论来向来访者反馈其所说的内容,释义不是机械的重复,而是包括咨询师的理解。

(4)总结:主要用来阐明并提炼来访者大段的陈述,可用于阐明复杂的话题,或向新的话题过渡,或结束一次会谈。通过总结可以帮助来访者及咨询师思考、整理会谈的过程。

(5)情感反映:是咨询师反馈来访者言语、想法及行为背后潜在的情感及情绪,从而使来访者对这些内隐的情绪有明确和清晰的认识。

4. 巧妙影响,促进改变

(1)面质:又称质疑、对质、正视现实等,是指咨询师指出来访者身上存在的矛盾。从而促使来访者发现自身言行中的种种自我挫败的表现,并努力加以克服。面质的意义不在于否定对方,贬低对方,教训对方,而在于开启对方,激励对方。使对方学会辩证地看待当前所面临的问题。

(2) 解释:是指运用某一种理论来描述来访者的思想、情感和行为的原因和实质。是面谈技巧中最复杂的一种,与释义的区别在于:释义是在来访者的内容框架中说明实质性内容,而解释则是出自咨询师的知识系统。在进行解释时要了解情况,有准备、有把握,对于理论知识要懂得灵活运用,不可强加给来访者,需要与进行适当的"匹配",即用来访者能够理解、接受的语言进行解释。

(3) 指导:咨询师直接地指示来访者做某件事、说某些话或以某种方式行动。指导是影响力最为明显的一种技巧。

(4) 情感表达:咨询师将自己的情绪、情感活动状况告诉来访者。与情感反映的区别在于,情感反映是咨询师反映来访者所叙述的情感内容。而情感表达是咨询师表述自己的情感内容。情感表达能体现咨询是对来访者设身处地的反应,同时也可达到一定的示范作用,促进来访者的自我表达。

(5) 自我开放(自我暴露,自我表露):咨询师提出自己的情感、思想、经验与来访者共享。与情感表达和内容表达相似,是两者的一种特殊组合。自我开放有两种形式:①咨询师把自己对来访者的体验感受告诉对方;②咨询师暴露与来访者所谈内容相关的个人经验。从而表明理解来访者并促进来访者更多地自我开放。

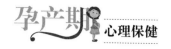

三、针对心理特征,建立咨询方案

1. 妊娠早期心理咨询

（1）妊娠早期主要咨询问题:有研究调查发现,孕早期孕妇进行心理咨询的问题主要为担心妊娠早期接触致畸因素对胎儿的影响、担心流产、早孕反应重、意外怀孕、遗传咨询、心情紧张等。

（2）妊娠早期心理咨询策略:针对孕妇妊娠早期的心理特征及主要忧虑,咨询师在心理咨询过程中可以采取以下几个步骤:①采用积极贯注的言行,建立良好的咨访关系;②积极倾听,识别来访者的主要问题,判断来访者情绪问题的严重程度;③与来访者协商,共同制定咨询目的;④通过面质、解释、指导、自我暴露等影响技巧改变来访者的错误认知及过度情绪反应,如解释妇幼保健的科学知识,指导孕妇健康生活方式,帮助来访者积极运用身边资源,分享咨询师的经验和感受,从而降低来访者的情绪困扰;⑤结束咨询,鼓励来访者以新的姿态投入生活。

孕早期咨询最多的是接触致畸因素,尤其是药物是否会影响胎儿,孕前准备十分重要,做好婚孕前检查,使身体各方面处于最佳状态再怀孕,若怀孕后再补救则显得很被动,因为目前还没有一个检查能诊断出所有的缺陷,要疏导不孕不育孕妇、早孕反应重及意外怀孕孕妇的思想工作。因此,孕早期应大力宣传妇幼保健知识,提高孕产妇的自我保健意识和防病能力。

 妊娠中期心理咨询

(1) 妊娠中期主要咨询问题:有研究发现,妊娠中期来访者主要咨询的问题为:担心胎儿畸形、担心妊娠合并症及并发症对胎儿的影响,睡眠不好、心情紧张,突击事件对孕妇的影响,以及各种关系处理不好导致的心情烦躁。

(2) 妊娠中期心理咨询策略:咨询策略同妊娠早期。

孕中期咨询主要是妊娠合并症及并发症的发生对胎儿的影响,有些孕妇一听到血糖、血压高,就心理紧张,缺乏对疾病的认识,作为围产工作者在交代病情时要注重交谈技巧,使孕妇积极面对,减轻心理负担。对有突击事件发生的孕妇要给予人文关怀,使其能渡过困难期,要注重丈夫及亲属的支持,让孕妇有一个温馨和谐的家庭环境,因此,孕中期关键是要宣传对妊娠合并症及并发症的防治。

3. **妊娠晚期心理咨询**

(1) 妊娠晚期主要咨询问题:有研究发现,妊娠晚期孕妇进行心理咨询的主要问题为担心胎儿畸形及安危、对分娩的恐惧、睡眠质量差、工作压力大、对妊娠合并症及并发症的担心,以及家庭矛盾造成的

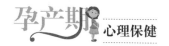

心情抑郁。

（2）妊娠晚期心理咨询策略：孕晚期主要咨询是对分娩的恐惧及对胎儿安危的担心，由于缺乏分娩经验，害怕分娩和疼痛，认为剖宫产能减轻疼痛，再加上近年来剖宫产率的上升，许多孕妇对自然分娩缺乏信心，有些甚至认为痛到一半再去剖宫产，还不如趁早手术，故孕晚期要加强对自然分娩观念的培训，通过培训班强化自然分娩观念，宣传自然分娩的好处，传授计数胎动方法等，使产妇对分娩疼痛有正确的认识，建立成功分娩的信念。可以通过以下方式进行妊娠晚期心理干预：①了解分娩原理及有关科学知识，心理学发现，一件不可控制或不可预见的事情对人的威胁最大，而如果相信某些事是可控制的，就会减轻心理负担，妊娠对准妈妈来说有很多事情是不可控制和不可预见的，所以多知道一些孕产的知识，通过看书、听讲座等方式学习相关知识，对于减轻准妈咪的焦虑十分有效。②作好分娩准备，分娩的准备包括孕晚期的健康检查、心理上的准备和物质上的准备。一切准备的目的都是希望母婴平安，所以，准备的过程也是对孕妇的安慰。如果孕妇了解到家人及医师为自己做了大量的工作，并且对意外情况也有所考虑，那么，她的心中就应该有底了。孕晚期以后，特别是临近预产期时，孕妇的丈夫应留在家中，使妻子心中有所依托。③身体没有意外情况时，不宜提早入院，因为孕妇入院后较长时间不临产,会有一种紧迫感,尤其看到后入院者已经分娩,对她也是一种刺激。另外,产科病房内的每一件事都可能影响住院者的情绪,这种影响有时候并不十分有利。所以,妊娠晚期应鼓励孕妇稳定情绪,保持心绪平和,安心等待分娩时刻的到来。④积极的心理暗示。

4. 分娩过程中心理咨询

随着产程的进展、频繁的子宫收缩引起疼痛发生,形成产妇紧张和恐惧的心理,希望减轻疼痛和尽快结束分娩。此时,护理人员的主要心理护理任务就是对疼痛的护理。产妇疼痛的程度和表现有很大的个体差异。有的产妇对疼痛敏感,阵痛感觉强烈,有的虽疼痛但能控制,有的痛得难以忍受,大声喊叫,不能自我控制,使体力和精力消耗很大,导致宫缩乏力。极易造成难产,护理人员对自控能力强的产妇要多鼓励,并告知产妇及时反映自己的不适,对自控能力差的应多接近,给予安慰,陪伴,不要对他们批评、训斥和表示厌烦。宫口即将开全时,产妇会产生各种恐惧心理,部分产妇大声呻吟或喊叫,这时护理人员应守在床边,尽量多跟产妇交谈,因分娩是剧烈的体力活动过程,出汗多,应及时用湿毛巾擦汗解除不适,宫缩间歇时,给予适当饮食,来分散产妇对疼痛的注意力,告诉她们分娩是自然生理现象,指导她们正确的屏气方法,用力方法,只要鼓足勇气,思想放松,与接生人员配合就可以尽快顺利结束分娩。与此同时,护理人员另一心理护理任务是让家属,特别是丈夫陪伴整个分娩过程,可起到精神支柱作用。分娩是女性完成人生最艰难的生命延续程序,在这艰难的时刻,得到丈夫的温暖、安慰和支持,对临产孕妇来说是一种精神享受和满足,这是一种特殊的心理护理。

5. 分娩后心理咨询

　　胎儿胎盘娩出后,分娩结束。产妇有一种轻松感,此时产妇的心情主要表现在新生儿性别及一般状况的关注,如胎儿娩出后发现异常情况或婴儿性别不符产妇心愿时,暂不告知产妇,待胎盘娩出,按摩子宫至子宫缩复良好,再告知产妇实情,这样可避免产妇过度紧张造成大出血。如胎儿无异常情况,可及时告知产妇胎儿一切正常及性别。待婴儿断脐后抱至母亲胸前,进行胸贴胸,腹贴腹,母婴皮肤接触,并帮助婴儿吸吮母亲双侧乳头,以促使子宫收缩,减少子宫出血,增进母子感情,并刺激乳汁分泌,为产后成功的母乳喂养奠定基础。经历了艰难与痛苦分娩后的产褥期妇女,产生欣慰感、做妈妈的幸福感、产后的疲劳感、孩子与想象的性别不同的沮丧感,与担心丈夫、婆婆和周围人的态度等原因交织在一起,形成了心理上的负担。还有的产妇分娩后,注意力几乎全部集中到了孩子的各个方面,听到婴儿的啼哭声就心绪不安,见到婴儿正常的生理改变(如新生儿的生理性黄疸、溢奶等)也可引起焦虑。

四、加强学习,识别转诊案例

在对来访者进行咨询的过程中,咨询师要能够识别来访者的问题,判断其困扰的严重程度,对于以下情况需及时转诊至精神卫生中心等专业机构进行诊治:①严重焦虑或抑郁,影响日常生活、饮食及睡眠,或出现消极观念或言行;②有精神疾病史,且怀孕期间服用药物治疗的患者,需于精神科随访;③出现明显言行紊乱等精神病性症状者,需及时转诊至精神科就诊。

笔记

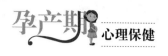

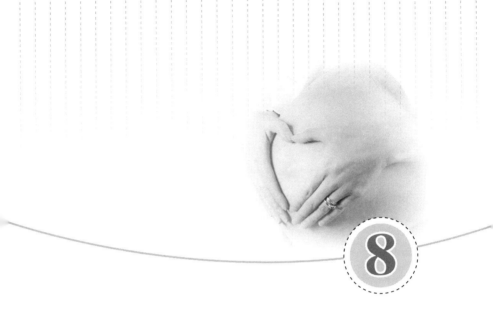

第八章
案 例 分 析

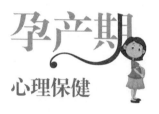

孕产期
心理保健

案例一

第一部分：一般情况

小欣，女32岁，产后2个月，自述产后情绪低落，难以调整就诊。

☆**主要症状：**小欣2个月前在医院平安生产，分娩后自觉很懒，不愿意做任何事，看到孩子哭就心烦，不想给孩子喂奶，奶水分泌不足，产后不到一个月就断奶了。不愿走出家门，不愿进行任何活动，不敢给孩子穿衣服、洗澡，也不给孩子喂奶，孩子哭了也不敢去抱。食欲不佳，家人不催促不进食，近一个月体重下降，但没有称重。入睡尚好，但是多梦，早醒，醒来后会觉得更疲倦，自认为患"产后抑郁症"前来医院产后门诊就诊。主动来医院，希望逃避和孩子相处的时光。

☆**个人成长史：**既往身体健康，无特殊疾病史。

☆**家族史：**父母双全，家庭和睦，本人为家中长女，还有一位小2岁的弟弟，母亲在家为弟弟带孩子，约 2 岁。家族成员无精神性疾病史。

☆**月经婚育史**：13 岁初潮，月经正常。孕 2 产 1，第一次妊娠 2 年前，孕 5 个月时不明原因胎死腹中，但并无伤心，因为自己本来也不愿意当时怀孕生子。本次妊娠顺利，分娩一健康女婴，分娩时行会阴侧切，伤口恢复欠佳，约 20 天才愈合。

☆**医师观察情况**：就诊者神志清楚，衣着普通，举止尚得体。与医师交谈思维清晰，能准确描述自己的感受，配合各种检查，与医师交谈时会有苦笑，关注医师的表情和言语，但是对医师提出的建议不作反应。一位与她年龄相仿的男士陪同就诊，医师问及陪同人员时，小欣介绍是单位同事，关系较好。

☆**体检情况**：身体一般状况正常。

☆**心理量表筛查**：

EPDS：16 分

HAMD：24 分

SCL-90：总分为 228 分；总均分 2.53 分；阳性项目 71，阳性平均分 2.94 分

从高到低排列顺序为：抑郁、焦虑、其他、强迫、恐怖

 讨论：

1. 病史询问还需补充哪些内容？

2. 求助对象适合使用哪些心理测量量表？有何意义？

解答：

1. 病史询问可能还需要：

（1）既往有没有躁狂发作，如较长时间心情特别好、精力特别旺盛、特别爱与人交往、言语比平常多很多、脑子反应特别快、记忆力特强、特别闲不下来等等，因躁狂和抑郁最多见交替发作。

（2）既往有没有现在的情况发生，如既往有没有抑郁，因为抑郁可以反复发作。

（3）有没有甲状腺功能疾患，如有没有甲状腺功能减退，该病可以有抑郁表现。

（4）有没有产后大失血，因影响垂体内分泌功能可致抑郁表现等。

（5）有没有消极到极点情况，如经常暗自落泪、过度自责、悲观绝望，无助感很强、甚至轻生的想法和行动，因抑郁患者很容易自杀，需高度警惕。

（6）既往人际关系、个人爱好等如何也需要简单提到。

2. 量表方面，除了上述量表，还可以选用艾森克人格问卷、明尼苏达多项人格调查表、汉密尔顿焦虑量表、抑郁自评量表、焦虑自评量表。人格问卷可以了解个性特征，有针对性治疗、心理疏导。艾森克人格问卷能反映个体情绪的稳定性和性格的内外向特点，明尼苏达多项人格调查表则能更全面的评估患者的人格特点，但较费时。抑郁和焦虑常常连在一起,即使诊断抑郁症也要了解焦虑情况,有益于治疗。汉密尔顿抑郁及焦虑量表均是他评量表(即由他人给患者评定,可能受到专业知识技术熟练程度的影响,进而影响评定结果)。抑郁及焦虑自评量表由患者自评(此患者沟通交流没有问题,由其自己评定,结果也比较可靠,有益于疾病全面分析、诊断)。

抑郁症的诊断主要靠临床表现及症状、社会功能损害情况、病程等,量表只供参考。量表有助于佐证、治疗、疗效判定。

第二部分:访谈示例

小欣与医师的交谈笔录(已经完成一般情况的询问后):

- -

医师:你刚才说你觉得自己很懒,主要指的哪些方面?

小欣:我从生完孩子后就不想做任何事情,看到孩子哭就心烦,不想给孩子喂奶,奶水也不足,产后不到一个月就断奶了。不愿走出家门,不愿进行任何活动,自觉食欲不佳,家人不催促可以不吃东西。

医师:你觉得很懒,不想做任何事,这种情况有多长时间了?

小欣:生完孩子就这样,大概2个月了。我觉得自己得了产后抑郁症。

医师: 你为什么会认为自己有产后抑郁症?

小欣: 我看过书,我觉得书上和网上写的那些症状和我很相像,我总是心情差,怎么也高兴不起来,以前爱看的电视现在也不喜欢看了,尤其是带孩子,一点都不喜欢,我总害怕自己会做不好,孩子一哭我就紧张,换尿片也不敢做,也不敢给孩子洗澡。我生孩子以后一直睡得不好,总是做梦,小孩子晚上也吵,但是我又不会带,我觉得自己成了一个没有用的人了。我以前可不是这样,以前性格很开朗,在单位是"开心果",可是现在不知道怎么回事,完全变成了另外一个人,一点也高兴不起来,心里很痛苦,我觉得应该是患了产后抑郁症,但是没有办法自己调整。

医师: 你觉得自己分娩后像是变了个人,认为是产后抑郁导致的,是吗?

小欣: 是的。

医师: 你觉得有没有什么事情或原因导致你现在的情况?

小欣: 我得这样的病是自作自受,我生这个孩子是没有计划的,我自己并不想生,但是老公和婆婆都催着我生孩子,家里父母也催着我生孩子。我和老公关系很一般,他长期在国外工作,每年回家只有2~3个月,我觉得自己不够爱他,这次生孩子他也只回来一个月就走了。我和一位男同事关系比较好,他还为我离了婚,可是我也不能和他结婚,我觉得自己很对不起他,所以我觉得现在这个样子完全是上天对我的惩罚。

我和婆婆的关系也不太好,她对我很好,帮我带孩子,但是她喜欢把家里的事拿到外面去讲,有一次还怀疑我偷了她 70 块钱。我不想和她住在一起,可是我妈妈在帮我弟弟带孩子,也不能总过来帮忙。

医师:我理解你刚才的意思是孩子的出生是没有计划的,你和丈夫两地分居,和婆婆关系也不太好,你有一个要好的男同事为你离婚了,这让你觉得有些愧疚,觉得现在这种状况是上天对你的惩罚。

小欣:是的,我觉得自己是自作自受。

讨论:

1. 本段对话中医师采取了哪些咨询技巧?
2. 医师与求助者的对话中有哪些不足?
3. 从这段对话中可以总结求助者有哪些主要临床表现?

解答:

1. 医师采取了开放式的提问以及具体化的技术,让求助者针对"她很懒"的方面进行具体描叙;通过内容反映技术,对求助者表达的内容进行了反馈,一方面为建立良好的咨询关系打好基础,另一方面有助于深化谈话内容。

2. 求助者在谈论自己很痛苦的感受时,医师缺乏共情,个别谈话使用限制性提问,不利于求助者充分谈论自己。

3. 求助者的主要临床表现:①情绪低落:如"我总是心情差,以前是单位的开心果,现在完全变成另外一个人,一点也高兴不起来";②兴趣减退:如"以前爱看的电视现在也不喜欢看了,尤其是带孩子,一点都不喜欢";③意志行为减退:如"不愿走出家门,不愿进行任何活动";④躯体症状:厌食、体重下降、睡眠差、早醒、易疲倦;泌乳减少;⑤焦虑症状:如"我总害怕自己会做不好,孩子一哭我就紧张,换尿片也不敢做,也不敢给孩子洗澡。"

第三部分:诊断及治疗指导

☆**病史补充:**小欣孕期因丈夫一直在国外工作,也出现过情绪不佳,但是一回娘家或与朋友聊天即可好转,但是孩子出生后只能住在婆家,丈夫也只陪伴一个月就离开了,虽然婆婆照顾自己和孩子很辛苦,但是自觉难以和平相处。无幻视或幻听,无自伤或伤害他人的想法。

根据谈话、病史询问以及心理量表测量结果,对求助者小欣的诊断是严重的心理问题,产后抑郁症。

诊断依据:

(1) 病程两个月;社会功能明显受损。

(2) 情绪低落。

(3) 对多数活动缺乏兴趣,无愉悦感。

(4) 疲劳乏力。

（5）睡眠差，多梦；早醒。

（6）有轻度自责。

鉴别诊断：

（1）根据病与非病三原则，即主客观的一致性、内在心理活动的协调性、人格的稳定性，排除重型精神病。

（2）与神经症鉴别：心理冲突的性质属于常形，有现实和道德意义，没有变形。

治疗指导：

（1）与来访者分析产后抑郁症的发生影响因素，鼓励其正确面对疾病，主动接受治疗。

（2）充分利用家庭支持系统，建议与母亲多交流，改善情绪，主动参与日常生活。

（3）建议转至精神专科医院进行药物治疗以及系统的心理治疗。

第四部分：随访情况

一周后电话随访，小欣拒绝转至专科医院治疗，且对初次接诊医师产生信任感，接到电话后第二天与其母亲同来。母亲眼睛红肿，明显是哭泣后所致，小欣表情淡漠，诉本周仍无好转，心境差，但这几天住在娘家，母亲每天早上带她去散步，每次仅仅30分钟不到就觉得特别疲倦，出门很痛苦，曾试着给孩子洗澡，自己虽然完成了，但是很累很害怕。之所以愿意来医院是因为这样可以减少和孩子相处的机会。母亲非常担心她的健康，不理解为什么会出现这种情况。

医师与小欣和其母亲共同讨论诊断及治疗方案，鉴于小欣目前病情典型，难以自行缓解，需进行药物治疗，同时需要家人的关心和支持。经医师劝说后小欣同意了转介方案。转至精神专科医院治疗。

小欣于产后3个月左右开始接受抗抑郁药物治疗，服药后出现双下肢水肿，药物副作用明显，自行停药，自觉症状无好转，甚至在不断加重，晚上无法睡觉，不进食，体重下降明显，不与任何人交谈，尤其害怕家里的电话响，会出现紧张、心烦的感觉。医师建议住院治疗，家人拒绝。

此后搬回娘家居住，由母亲带孩子，多次出现过死亡的念头，觉得自己生不如死，但是没有采取任何自伤的行为。孩子由母亲照顾，由于很少抱孩子，孩子没有依恋她的表现。

产后5个月丈夫回家，随丈夫搬回婆家居住，丈夫很关心她，孩子离开了外婆后也慢慢喜欢让她抱，自己觉得有被需要的感觉，心情开始好转，睡眠逐渐好转，大约1个月左右自觉所有症状消失。

产后7个月丈夫再次离开出国工作，小欣已能自己应付所有生活以及工作事情，心情愉快，恢复了以前开朗的性格，和婆婆也能正常相处了。

小欣自己分析，其从小对自己要求严格，追求完美，家里所有东西必须整整齐齐，否则会很焦虑，但是婆婆和丈夫与自己的生活习惯不同,家里经常会很凌乱,自己会不停去收拾,也容易心情烦躁,分娩后自己无力去完成,加上生孩子有一种完成任务似的感觉,丈夫也不在身边,婆媳关系又不好,这些都是导致自己抑郁的原因。归根结底,问题出在自己身上,与个性和生活环境相关。

治疗评述:患者服用抗抑郁药后出现下肢水肿,可考虑换用副作用小的药物,并应告知患者,抗抑郁药需要坚持服用两周以上才能见到疗效;此外,如确不能耐受药物副作用,可考虑重复经颅磁刺激治疗,由于不存在药物副作用,可推荐用于需要哺乳的患者。患者随访过程中出现严重的自杀观念,需要提醒家属严防自杀。抑郁症属于自限性疾病,部分患者可在几个月到半年左右自行好转,但如不及时治疗可造成脑神经细胞不可逆的损害,建议早期积极治疗。患者将患病归咎于个性和环境适应问题,实际深层次问题为婚姻问题,需要系统的婚姻治疗。产后激素水平改变和产后伤口恢复迟属于生理诱因,受到照顾不够属于社会诱因。

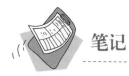 笔记

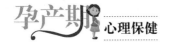

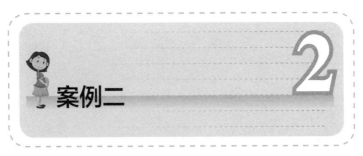

案例二

梁女士,31岁,第二胎,孕7个月,因妊娠糖尿病来院检查,反复多次就诊,诉失眠、多虑,情绪不佳,难以缓解。

☆**一般情况:**第一胎剖宫产,现小孩3岁,本次妊娠为计划外生育,本人并不乐意怀孕,但丈夫想要孩子,至妊娠6个月才告知自己家人。从怀孕开始就心情不佳,主要是担心孩子健康,怕孩子有畸形,怕孩子突然死亡。由于第一胎妊娠时发现有妊娠糖尿病,且B超显示孩子心脏卵圆孔未闭,孩子出生后体质较差,经常感冒生病,本人很担心这次怀孕也会有同样的问题出现,从孕早期开始就感觉提心吊胆,每晚将近1点以后才能入睡,夜间睡眠不安,易醒,重新入睡困难,平时情绪较低,容易不开心,虽然丈夫安慰自己,但总是会无缘无故地觉得紧张,难以控制自己的担心。几乎每月都会来医院检查,即使医师检查后告知腹中胎儿情况正常,仍不能减少其担心的程度。近一个月因为血糖检查稍高于正常值,医师建议进行饮食调整,每周都会主动来医院咨询,尽管现在血糖控制在正常,紧张和担心未减轻,只要空闲下来就会胡思乱想,有时还会哭泣,甚至觉得如果自己死了,一切都好了,但是又不忍心让孩子受苦,没有采取过任何自伤的行动。

☆**个人史:**自述个人成长过程中无重大事件,家里有姐姐和弟弟,家庭关系和睦,自己是一个乐观、容易满足的女人。但是父亲于2007年因尿毒症过世,从发现疾病到死亡仅1个月,当时梁女士刚结婚,家庭经济情况欠佳,自认为没有很好地孝顺父亲,很愧疚,父亲去世时非常伤心,多次哭泣到几乎晕厥,情绪低落,自责,伤心将近一年后慢慢好转。母亲体健,今年60岁,未再婚,现帮姐姐带孩子,没有时间照顾到本人。

☆**家族史:**两系三代无精神疾病。

☆**健康史:**以往身体健康,没有定期进行过身体检查。

☆**教育史:**高中毕业,学习成绩一般。

☆**工作史:**自己做生意,出售兽药,会注意不接触有可能导致胎儿异常的药物,没有因此担心过。

☆**婚姻史:**23岁结婚,丈夫是亲戚介绍认识,夫妻感情尚好,丈夫性格比较内向,生活比较节俭。

婚后4年才怀孕,第一胎时因孕8个月时出现身体多处不适,在当地县医院检查未发现问题,后来省城医院检查确诊为妊娠期糖尿病,血糖比本次妊娠高,症状也严重,经治疗后孕37周行剖宫产,觉得孩子体质差,经常生病,认为是孕期糖尿病控制不佳所致。

☆**兴趣爱好:**喜欢打麻将,但能控制自己,玩的时间不长,输赢在 1000 元以内,自己认为可以接受。

☆**心理测量量表:**

EPDS 17 分

HAMD 18 分

HAMA 16 分

♥ 讨论:

1. 来访者有哪些主要情绪问题?

2. 诊断及诊断依据。

3. 可采取哪些治疗方法?

♥ 解答:

1. 情绪问题:焦虑为主、抑郁轻,抑郁继发于焦虑。

2. 诊断:焦虑症。

依据:符合焦虑症的临床表现特点:缓慢起病,持续存在的焦虑症状为主,如过分担心胎儿健康状况,以致过分紧张、害怕、提心吊胆、情绪低落。即使医师检查后告知腹中胎儿情况正常、血糖控制正常,仍不能减轻其焦虑症状的程度,总担心结局不妙。因过分担心而影响睡眠:如夜间睡眠不安,易醒,重新入睡困难。病期超过 6 个月。没有躯体疾病如甲状腺机能亢进致焦虑的证据。

3. 治疗应以心理治疗为主:①支持性心理治疗,建立友善的咨访关系,通过倾听、支持和恰当的保证来达到缓解不合理焦虑的疗效。②生物反馈治疗,可有效地缓解焦虑的躯体症状,达到放松的效果。③认知 - 行为治疗,主要是通过诘问的形式让患者识别对疾病性质的不合理和歪曲的认知,如非白即黑、灾难化、选择性概括等,引导患者换一个角度思考问题,并制订切实可行的行动计划,反复演练,从而改变不良认知,塑造良性行为,改善负性情绪。④前述治疗不佳时转专科医院治疗,必要时使用五羟色胺再摄取抑制剂或苯二氮䓬类药物进行抗焦虑治疗。

笔记